DU

TRAITEMENT CURATIF

DES VARICES

PAR

L'OBLITÉRATION DES VEINES.

IMPRIMERIE D'HIPPOLYTE TILLIARD,

RUE SAINT-HYACINTE-SAINT-MICHEL, n° 30.

DU

TRAITEMENT CURATIF
DES VARICES

PAR

L'OBLITÉRATION DES VEINES,

A L'AIDE D'UN POINT DE SUTURE TEMPORAIRE.

MÉMOIRE PRATIQUE OU L'ON ETUDIE SES DIFFÉRENTS MODES D'OBLITÉRATION DE CES VAISSEAUX, ET LES CONSÉQUENCES PAR RAPPORT A L'ENGORGEMENT ET AUX ULCÈRES DES MEMBRES VARIQUEUX.

PAR DAVAT, D'AIX-LES-BAINS (SAVOIE),
Docteur en Médecine de la Faculté de Paris.

> Moi-même, lorsqu'en juillet 1830, je commençai à m'occuper de leur traitement (des varices), je n'aurais jamais présumé qu'une opération si simple pût donner des résultats aussi avantageux. L'oblitération sans phénomène inflammatoire sera la plus belle conséquence de ma méthode, et la meilleure garantie de sa réalisation. Ce résultat fera évanouir toutes les difficultés que l'on pourrait m'opposer, et mes conclusions, quelques merveilleuses qu'elles puissent paraître, n'auront rien de chimérique. (*Thèse*, 9 mai 1833.)

PARIS,
A LA LIBRAIRIE DES SCIENCES MÉDICALES
DE JUST ROUVIER ET E. LE BOUVIER,
RUE DE L'ÉCOLE-DE-MÉDECINE, 8.

1836.

DU
TRAITEMENT CURATIF
DES VARICES
PAR
L'OBLITÉRATION DES VEINES,
A L'AIDE D'UN POINT DE SUTURE TEMPORAIRE.

Après trois années d'épreuves sur des individus d'âge fait, de sexe et de tempérament différents, je viens confirmer par des résultats les espérances que j'avais conçues de mes premières recherches en 1830, et que j'avais exprimées dans ma thèse en 1833.

C'est avec confiance que je puis proposer aujourd'hui un nouveau moyen de guérison contre une classe de maladies rebutantes, l'une des plus communes parmi celles qui affligent l'espèce humaine, surtout les classes industrielles et laborieuses, et pourtant incurables jusqu'à ce jour ; je veux parler *des dilatations veineuses*, *des ulcères qu'elles déterminent ou entretiennent et de quelques autres ulcères également rebelles*, *désignés sous le nom d'atoniques*, *calleux*, etc. Un moyen d'exécution rationnel, un procédé simple et facile, jamais d'accidents consécutifs, une prompte et solide guérison, voilà ce qui recommande notre méthode, laquelle ne peut par conséquent être mise en comparaison sous aucun rapport avec celles que l'on a successivement abandonnées et reprises jusqu'à ces dernières années. La ligature, l'excision exécutées par des mains prudentes et habiles, donnèrent trop souvent de fâcheux résultats; notre procédé, employé sans ménagement, dans des cas difficiles, soit par nous, soit par notre ami, le docteur Bonnet, chirurgien en chef de l'Hôtel-Dieu de Lyon (1), a toujours été couronné d'un succès surprenant et inattendu. M. Velpeau, à la Pitié et à la Charité de Paris; M. J. Franc, à l'hôpital Saint-Eloi de Montpellier, ont mis en usage un moyen qui, bien qu'aussi simple et aussi innocent que le nôtre, nous paraît loin d'avoir la même efficacité. Déjà dans notre premier travail, quoique nous ne nous soyons pas arrêté longtemps sur ce mode de compression, parce que nous ignorions qu'il eût été proposé par M. Velpeau (*Médecine opérat.*, 1832), nous avons fait connaître quelques expériences qui ne lui étaient pas favorables. Le fil passé, comme une espèce de séton, à travers le calibre de la veine par le docteur Fricke doit-il avoir plus de succès? Ce procédé ne nous est connu

(1) Le docteur Bonnet a employé jusqu'à dix aiguilles sur le même sujet.

que par un extrait de la Gazette de Berlin, donné dans le journal des Connaissances médico-chirurgicales (décembre 1834) et par deux succès indiqués dans cet extrait. Quant à celui que M. Breschet a appliqué à la cure du varicocèle, il nous paraît avoir plusieurs inconvénients qui doivent, ce nous semble, lui faire préférer l'un ou l'autre des moyens précédents. Nous reviendrons sur chacune de ces méthodes opératoires dans le cours de ce mémoire, où nous nous proposons d'examiner les différents modes suivant lesquels s'établit l'oblitération des veines, et d'exposer les faits pratiques qui viennent à l'appui de celui que nous avons adopté et mis en usage. Nous ferons précéder la première partie de quelques considérations sur l'anatomie du système veineux superficiel des membres, et sur le mode de circulation qui s'y opère ; nous rattacherons à la dernière nos idées sur les conséquences de l'oblitération par rapport à la cicatrisation des ulcères, et à la disparition de la tuméfaction œdémateuse. Ainsi nous nous occuperons dans trois chapitres distincts, 1° de l'anatomie et de la physiologie du système veineux, et spécialement du système superficiel des membres ; 2° des différents modes d'oblitération de ces vaisseaux ; 3° des guérisons obtenues par notre méthode, partie pratique, où se trouvera exposé avec détails le manuel du procédé opératoire.

PREMIÈRE PARTIE.

DE L'ANATOMIE DES VEINES ET DE LA CIRCULATION DANS CES VAISSEAUX.

L'anatomie des veines est très simple, et n'a aucune analogie avec celle du système artériel; aussi les maladies qui affectent ces deux ordres de vaisseaux sont-elles essentiellement différentes. Une membrane interne, insensible, fine, extensible, à fibres longitudinales, sur laquelle sont déposées des couches cellulaires qui lui forment une seconde enveloppe, plus ou moins condensée, suivant les régions, compose toute la structure des conduits du sang noir. Ces conduits naissent dans la trame des organes par un nombre infini de radicules qui se réunissent bientôt pour former des rameaux, puis des branches, puis des troncs principaux. Les radicules, les rameaux, les branches, les troncs peuvent tous être le siége de dilatations qui toutefois ne sont appréciables à l'œil et au toucher que lorsqu'elles attaquent ces deux derniers ordres de vaisseaux. Les rameaux et les branches donnent toujours plusieurs troncs superficiels et profonds, communiquant très souvent entre eux, à l'aide de petites veines désignées par le nom d'anastomotiques, de sorte que le sang d'un tronc passe librement dans l'autre.

Cette communication des troncs entre eux, considérée généralement comme fort avantageuse, est quelquefois préjudiciable, car elle peut entretenir la circulation dans les vaisseaux, où on a cherché à la suspendre par un moyen quelconque. Toutefois, quoique généralement regardée comme extrêmement facile et surtout extrêmement fréquente, elle l'est peut-être moins qu'on ne le croit, et les recherches anatomiques nombreuses que j'ai faites me portent à penser que la circlation (du moins pour les saphènes) ne se continue pas tout-à-fait comme on l'a écrit, quand une veine est fermée à une certaine hauteur. Nous allons expliquer, le plus clairement qu'il nous est possible, le mécanisme de cette circulation qui dépend entièrement de la disposition anatomique des veines, et qui nous sera d'un grand secours, 1° pour concevoir la raison de la guérison ou celle de la persistance des varices après l'opération; 2° pour nous indiquer les moyens de remédier à cette persistance. Nous prendrons les membres inférieurs pour exemple.

En général, il ne se rencontre qu'une seule anastomose dans l'espace compris entre une valvule et une autre valvule, et cette branche anastomotique vient presque toujours au tronc principal superficiel, au lieu d'en partir, de manière que c'est le sang des veines profondes qui se verse dans les superficielles, et non celui des superficielles dans les profondes. Cette dernière disposition explique pourquoi l'action musculaire fait jaillir le sang avec plus de vigueur dans la saignée, et nous porte à admettre que les veines superficielles ne sont que supplémentaires des profondes, et qu'on peut impunément y arrêter le cours du sang. Les valvules elles-mêmes doivent être considérées comme de vraies ligatures naturelles, toutes les fois qu'il y a obstacle matériel à la circulation au-dessus d'elles; car pour que le sang circulât librement, il faudrait qu'il pût revenir sur lui-même; mais les valvules sont là, et dilatées, elles mettent un obstacle puissant à son retour. La circulation est donc impossible, et le sang stagne de nécessité dans le tronc, et les veines qui s'y rendent. C'est à cause de cette triple disposition que Brodie, Béclard et tous les chirurgiens qui ont pratiqué ou la ligature ou la section, ont obtenu assez souvent d'heureux résultats. C'est encore pour cela qu'ils ont vu les varices persister ou reparaître, lorsque cette disposition était changée : ce que nous allons rechercher.

Admettons qu'une branche volumineuse se rende au tronc principal d'où doit partir l'oblitération, et qu'elle y apporte le sang des parties voisines. Si cette branche a en même temps des anastomoses, avec les veines profondes, *et qu'elle soit sans valvule*, alors la circulation sera possible dans toute la portion inférieure du vaisseau sous-jacente à son embouchure, et les varices persisteront. Pour détruire cette cause, il suffira de fermer le tronc un peu au-dessous du point d'embouchure de la branche collatérale, ou cette branche elle-même ; il importe peu au résultat que ce soit l'un ou l'autre, pourvu qu'il y ait interruption à la circulation existante, cela suffit. Voilà déjà une première cause de la persistance des varices, à laquelle il est bien facile de remédier. Toutefois toutes les circonstances nécessaires pour l'existence de cette cause paraissent difficiles à réunir, car nous n'avons pu, jusqu'à présent, observer un seul cas à placer dans cette classe; tous appartenaient aux suivantes.

La circulation dans le tronc de la saphène ou dans ses branches, lorsqu'on a lié ce tronc vers le genou, est encore possible toutes les fois qu'une branche veineuse ou de transport, part du tronc, au lieu d'y arriver, pour charrier dans les veines voisines superficielles ou profondes, le sang contenu dans le tronc lui-même. Cette disposition est assez commune, et ces veines, que j'appelle veines de transport, en général inappréciables sur les individus bien portants, paraissent avoir été fortement développées par la difficulté de la circulation dans le tronc variqueux. Elles sont la cause la plus ordinaire de la persistance des varices. Leur nombre est quelquefois considérable ; on les voit enlacer la jambe, contourner le genou et aller s'aboucher dans les branches de la saphène crurale,

Dans ce cas, il suffit ordinairement d'opérer ces branches dans le lieu le plus commode, pour voir cesser les varices.

Enfin, il est une troisième cause de la persistance des varices : ce sont des anastomoses directes, qui vont droit des troncs superficiels aux profonds, en traversant l'épaisseur des muscles. Ces anastomoses sont de véritables ponts, dont on détruit l'influence avec plus ou moins de facilité. Il faut ici du tâtonnement; car ne pouvant les voir, on ne peut agir sur elles. On opérera d'abord sur le tronc lui-même, au-dessous du point où l'on suppose que s'ouvre cette anastomose, qui décharge le sang des superficielles dans les profondes; et si cela ne suffit pas, on opérera les branches principales, qui s'abouchent au tronc, parce qu'il pourrait se faire que ce fût chez elles qu'existât le conduit anastomotique, cause de la persistance des dilatations.

Ainsi, la circulation ou la persistance des varices, dans une veine telle que la saphène, que l'on voudrait oblitérer, et qu'on aurait liée vers le genou, n'est possible, 1° que lorsqu'il existe une branche anastomotique sans valvule; 2° que lorsqu'il existe une branche de transport, partant du tronc principal; 3° que lorsqu'il existe une anastomose directe des troncs superficiels aux profonds. Voilà, je crois, les trois seules causes de la persistance des varices dans une veine que l'on a liée vers le genou, celles des insuccès, des réapparitions des varices après la section ou la ligature, quoique la plaie et la veine se fussent guéries très bénignement. On le voit, dans des cas semblables, il suffira d'oblitérer la veine de transport ou l'anastomose, pour faire cesser la maladie. Mais il faut, en général, peu se presser pour opérer ces branches, qu'on soupçonne entretenir la dilatation des vaisseaux; l'oblitération marche lentement, et n'est quelquefois complète qu'au bout d'un temps assez long, surtout si l'opéré n'a point gardé le repos : en sorte qu'avant d'y avoir recours, il faut au moins attendre une vingtaine de jours, époque où l'oblitération sera probablement descendue dans le tronc jusqu'au point où s'abouchent les branches entretenant la maladie.

Comment se continue donc la circulation dans un membre où toutes les veines tégumentaires principales ont été oblitérées? Cette oblitération peut-elle amener des accidents? Nos observations sur l'homme, et les conclusions que nous en déduirons plus loin, répondront d'une manière sûre et satisfaisante à cette dernière question. Nous ferons remarquer dès à présent qu'une foule de faits pathologiques, recueillis par les meilleurs observateurs, peuvent déjà la résoudre. Hogdson, Baillie, Cline, Haller, Laënnec, Marjolin, Breschet, ont rencontré de grandes et essentielles veines (caves) oblitérées, sans qu'il en résultât rien de fâcheux, pas même d'infiltration cellulaire. Tous les jours, dit Bichat, on voit que, malgré la compression des veines superficielles, la circulation continue comme à l'ordinaire : c'est ainsi que dans les bandages serrés de fracture, de luxation, le sang veineux retourne au cœur. Mais il y a mieux, et cette compression sur les vaisseaux superficiels me paraît favoriser singulièrement le passage du sang par les vaisseaux profonds, soit que de petites veinules, de nulle action jusqu'à ce moment, se développent largement sous la puissance qui les dilate, soit que les troncs profonds ordinaires acquièrent plus d'ampleur, ou que le cours du sang s'y trouve proportionnellement accéléré. Quoiqu'il en soit, et comme que les choses se passent, on doit tirer parti de ce fait avant de pratiquer l'opération. On comprimera donc sur le trajet de la saphène, vers le genou, à l'aide d'une compresse repliée et d'une bande, pendant deux à trois jours. Cette compression développera la circulation profonde et favorisera le résultat de l'opération. On peut même, en observant attentivement les phénomènes concomitants de cette compression, déterminer approximativement dès le second jour, et en faisant marcher le malade, si l'occlusion d'un seul point de la saphène suffira pour faire cesser tout l'engorgement variqueux.

Quant aux changements anatomiques survenus dans le système veineux par suite de l'oblitération, je ne saurais les faire tous connaître, n'ayant point eu jusqu'à ce jour occasion de me livrer à des recherches cadavériques, parce que tous les individus qne j'ai opérés ou vivent, ou sont si éloignés de moi que je les ai perdus de vue. Je ne puis former que des conjectures fondées sur le raisonnement et sur l'examen des phénomènes consécutifs aux opérations que j'ai pratiquées. Il résulte de ces observations, comme nous le verrons plus loin, que lorsqu'aucune cause ne s'oppose à l'oblitération (et par ce mot je n'entends pas seulement l'occlusion du canal par un caillot, mais la destruction et l'effacement du calibre du vaisseau par adhérence et conversion des parois en cordons cellulo-fibreux), il résulte, dis-je, que cette oblitération commence d'ordinaire par les radicules veineuses. Nous savons d'autre part, que les veines naissent des divers tissus par des radicules innombrables; ces radicules, quoique prenant origine au même point, s'entrelacent et se séparent pour aller former divers troncs superficiels ou profonds. Il arrive sans doute que, lors de l'oblitération du tronc superficiel et de ses racines, la radicule qui va au tronc profond, contigue à celle qui vient d'être oblitérée, se charge des fonctions de la précédente; de sorte que tout le sang qui alimentait les veines superficielles passe directement du même point d'absorption, dans les veines profondes.

DEUXIÈME PARTIE.

DE L'OBLITÉRATION DES VEINES.

Ce que nous allons dire de l'oblitération des veines n'est que le résultat des expériences que nous avons faites sur les animaux, et des observations que nous avons recueillies sur l'homme, après l'application de notre méthode.

L'oblitération d'une veine est sa transformation en un cordon blanc, solide, comme ligamenteux. Nous ne considérons point comme oblitérée celle dont les parois, épaissies et contractées, sont arrivées au contact, et mettent ainsi un obstacle temporaire au cours du sang, ou dans laquelle il s'est formé un caillot qui produit le même résultat; ces oblitérations, quoique momentanément réelles, peuvent disparaître et ne sont point définitives. Nous l'observerons plus loin. Quelque soit le moyen, quelque soit le procédé qu'on emploie pour oblitérer une veine, cette oblitération est toujours consécutive, 1° ou à un épaississement de ses parois, 2° ou à une adhérence primitive de la membrane interne. Tous les traitements connus amènent toujours l'une ou l'autre de ces conséquences (quand toutefois d'épouvantables accidents ne se développent et ne pervertissent pas la marche de la cure), et peuvent être placés dans l'une ou l'autre de ces deux classes. La ligature, la compression appartiennent à la première ; la section a pu quelquefois amener la seconde ; mais il fallait alors que la compression fut exercée fortement à l'extrémité béante du vaisseau C'est sans doute à cette compression qu'on doit attribuer le succès qui a couronné quelquefois Brodie, dans l'emploi de cette méthode. Quoiqu'il en soit, dans ce cas là même les chirurgiens ignoraient le mécanisme de guérison par adhérence des parois opposées de la membrane interne : et nous espérons avoir fait quelque chose pour l'humanité quand, après avoir reconnu ce mécanisme, nous avons été amené par nos recherches à pouvoir le reproduire avec facilité et sans danger. Passons maintenant à l'étude de chacun des moyens d'oblitération, nous verrons auquel des deux nous devons accorder la préférence. Toute opération qui n'amène pas l'une ou l'autre de ces oblitérations, étant une opération terrible et funeste, doit être expulsée sans retour de la chirurgie.

§ I.

De l'oblitération consécutive à l'épaississement des parois (interstitiel de Hunter).

En chirurgie, l'oblitération consécutive à un épaississement des parois veineuses, succède seulement à une compression ou à une constriction exercée sur le tube veineux. Tel doit être l'ultième résultat de la ligature ou de la compression méthodique et prolongée, employées sur une veine. Lorsqu'aucun accident ne se développe et que tout marche pour le mieux, voici comment les choses se passent.

La ligature et la compression ne déchirent point les membranes internes, elles leur impriment seulement une ligne de dépression visible, et les plissent longitudinalement. Le sang s'accumule au dessus et au dessous du point lié, il y stagne et se transforme en caillot qui obstrue la cavité de la veine. Ce caillot, loin d'être un adjuvant à l'oblitération, paraît au contraire y mettre un obstacle matériel par la dilatation du cylindre veineux qu'il entretient: il ne sollicite aucune inflammation à la surface de la membrane interne qui reste intacte, et le phénomène d'oblitération s'accomplit tout du dehors au dedans. En effet, peu de jours après la ligature ou la compression, la gaîne celluleuse externe commence à s'épaissir par un épanchement de lymphe coagulable, qui s'étend progressivement en bas et en haut. Peu à peu cet épaississement se propage avec de légères traces de rougeur et d'infiltration sanguine. La membrane interne se ride, se plisse davantage, et reste blanche, rosée, sans rien produire par sa surface interne qui cesse d'être lisse et devient âpre. Le caillot sanguin se trouve en même temps refoulé et se résorbe. Le diamètre du tube diminue et se resserre jusqu'à ce qu'il se trouve enfin complétement fermé par l'adhérence consécutive qui s'établit entre les parois, ce qui arrive du douzième au seizième jour, et bien souvent plus tard. Ce phénomène, si on a eu recours à la compression, dépend surtout de son intensité et de sa durée. Car si on détruit la ligature ou la compression avant le douzième jour, si leur application n'a pas été continue, le travail d'oblitération cesse à l'instant, la veine redevient très perméable ; les plis continus s'effacent sans avoir contracté adhésion, le caillot se résorbe très promptement, et le sang continue à passer.

Voilà ce qui doit se passer pour que les choses aillent bien ; et une fois la veine solidement oblitérée dans un point, une oblitération probablement analogue à celle qui survient lors de la transformation du cordon ombilical, s'étend par résorption du caillot dans tout l'espace où la circulation est interrompue ; il y a par là même guérison. Mais le plus souvent il n'en est pas ainsi; les accidents consécutifs à ces deux médications ont été si facheux qu'on les a généralement abandonnées pour s'en tenir aux moyens palliatifs. Les travaux de Paré, des Fabrice, de Dionis, d'Heister, de Paul, de Hunter, d'Everard Home, de Travers, de Béclard, de Dupuytren, de MM. Lisfranc et Breschet, prouvent ce que j'avance. En effet, en réunissant toutes les observations de varices ou d'ulcères variqueux traités par la ligature, on voit que les avantages que l'on en a retirés, sont loin de compenser les accidents qui en ont été la suite. De ces accidents consécutifs, les uns sont légers, tels sont le phlegmon circonscrit, la phlébite légère des deux bouts de la veine après la chute de la ligature, etc. Les autres sont graves et surviennent quelquefois immédiatement après l'opération, ou seulement à la chûte de la ligature, ou sont intercurrents à ces deux époques. Telle est l'inflammation vive de la plaie, inflammation qui, dans ces membres déjà prédisposés, gagne facilement toute l'étendue du tissu cellulaire; de là la formation de suppurations vastes et profondes, la résorption de ce pus, et son transport dans des organes essentiels à la vie. Telles sont encore la chute prématurée de la ligature et les hémorragies qui en sont la suite; enfin ces phlébites générales qui conduisent le malade au tombeau au milieu d'une série d'épouvantables phénomènes.

Toute opération de ligature nécessite absolument, 1° l'exposition à l'air, d'une plus ou moins grande étendue de la veine (1) ; 2° la constriction du vaisseau par un corps étranger. C'est à cette double cause, et surtout à la première, que Brodie et les autres médecins anglais ont attribué les résultats fâcheux dont ils ont été si souvent témoins. La présence du fil dans la plaie n'est pas, il est vrai, une cause fort active d'inflammation immédiate, mais elle s'oppose d'abord d'une manière positive à la réunion, par première intention (2), et plus tard, à cette qualité désavantageuse, elle en joint une autre plus fâcheuse encore, elle tend à séparer la veine dans sa continuité, et cette séparation arrive plus tôt ou plus tard, suivant que l'inflammation éliminatoire qu'elle détermine, a marché plus ou moins lentement. La chute tardive ou prématurée de cette ligature, ou plutôt la solution dans la continuité du tube veineux arrivée promptement ou tardivement, est d'une grande influence sur le résultat de l'o-

(1) Si, abandonnant le procédé adopté jusqu'à ce jour pour la ligature, on passe sous la veine sans inciser la peau, un fil dont on lie les bouts en comprenant dans la ligature la portion de la peau antérieure à la veine, on rentre alors dans le procédé de la compression dont nous nous occuperons bientôt.

(2) A moins qu'imitant le procédé employé quelquefois pour les artères, on ne coupe les extrémités du fil ras la veine et qu'on ne réunisse par première intention, laissant à un abcès subséquent le soin de chasser le corps étranger constricteur.

pération. Car si la ligature tombe avant que la veine soit oblitérée solidement, les deux bouts séparés de cette veine restent béants; il peut alors survenir une hémorragie grave ou une phlébite présentant une multitude de nuances, qui se termine quelquefois par suppuration au dedans du vaisseau. Pour remédier à ce double accident de la ligature, savoir : obstacle à la réunion par première intention et séparation dans la continuité du vaisseau, j'essayai de la pratiquer avec une substance qui ne comprimât que modérément, et qui put s'annihiler ou être résorbée. J'employai donc un petit ruban de caoutchouc, tout frais coupé, que j'appliquai autour du cylindre veineux, et je réunis la plaie immédiatement. Elle se cicatrisa sans accident, mais le dix-neuvième jour, il survint un point de fluctuation vers le lieu opéré, le ruban flottait dans la suppuration, la veine était épaissie, non séparée dans sa continuité. J'enlevai le caoutchouc constricteur; il n'avait pas éprouvé d'altération sensible. La plaie se cicatrisa bientôt, la veine resta oblitérée. Malgré ce dernier résultat, nous ne considérons pas moins ce moyen comme fort défectueux, et il est évident qu'il ne remplit pas les indications pour lesquelles nous l'avions employé. Le retard de la chute du fil constricteur est, pour le procédé de la ligature, une circonstance heureuse; plus l'inflammation éliminatoire se développe lentement, plus les parois externes ont le temps de s'épaissir, de repousser la membrane interne, de manière à s'opposer ensuite à l'effort du sang. C'est du douzième au seizième jour après l'application de la ligature qu'on peut espérer un refoulement assez grand, pour que la solution dans la continuité de la veine arrivant à cette époque, il n'en résulte aucun inconvénient. Par malheur, l'inflammation éliminatoire marche généralement plus vite que l'épaississement interstitiel, qui commence toujours par la gaine celluleuse, sans que la membrane interne présente la moindre disposition à l'inflammation adhésive. De ce qui précède, on peut conclure que tous les chirurgiens qui lièrent les veines, ne purent obtenir que l'épaississement des parois externes, moyen incertain, dangereux à tenter, très long et très difficile à obtenir, et très souvent mortel.

Quant à la compression, l'épaississement qu'elle détermine marche plus lentement encore, et si l'on n'emploie pas un moyen qui permette de l'augmenter progressivement, on ne peut obtenir l'oblitération définitive. *Pour être sûr de la déterminer,* il faut que la compression soit poussée jusqu'à la séparation dans la continuité du tube veineux, et par conséquent jusqu'à la destruction de la portion de peau antérieure à la veine. Et comme, lorsqu'on opère sur une grosse veine, la destruction de la peau et la section du vaisseau arrivent avant que l'oblitération soit complète, tous les accidents consécutifs, soit à la ligature, soit à la section, peuvent survenir.

M. Breschet a réussi, il est vrai, en appliquant au varicocèle la compression progressive; si nous n'avons rien à répondre à ces faits, nous avons aussi des observations contraires à opposer; et quand nous ne déduirions nos objections que des seules observations de ce savant chirurgien, on pourrait déja dire que l'application des pinces doit être difficile dans beaucoup de circonstances; qu'elle doit être douloureuse et presque insupportable pour la plupart des malades; que la gangrène de la peau et des parties molles sous-jacentes est un accident qui, s'il n'a pas de gravité, n'en fait pas moins trainer l'opération en longueur et retarde la guérison du malade. Au procédé de M. Velpeau je puis reprocher son infidelité, si la constriction n'est pas exercée avec assez de force et de continuité, et des dangers tout aussi graves que ceux de la ligature immédiate dans le cas contraire. Voici du reste le résumé de mes recherches à cet égard, sur les veines des animaux; ce résumé est extrait des expériences consignées dans ma thèse (année 1833) et de celles que j'ai renouvellées depuis la publication du travail de M. Breschet sur le varicocèle.

J'ai plusieurs fois essayé d'oblitérer la jugulaire d'un chien par le seul fait d'une compression assez forte pour interrompre toute circulation, employant pour obtenir cet effet une aiguille aplatie que je passais au dessous de la veine, et sur les extrémités de la quelle je tortillais un fil compresseur. Dès le quatrième jour et par le fait de l'inflammation, le fil compresseur déchirait la peau, de façon que l'aiguille devenait vacillante; à cette époque la veine n'était point oblitérée, ses parois étaient épaissies et blanchâtres; l'épaississement réellement interstitiel marchait du dehors au dedans, et s'arrêtait dès que la compression était supprimée.

Sur un autre chien, je resserrai le cinquième jour le fil dans la plaie, je le resserrai le huitième; la plaie prit un aspect désagréable, l'animal souffrait, refusait les aliments, buvait beaucoup, je supprimai la compression le onzième jour, la plaie se cicatrisa, l'animal guérit, et le vingtième jour après l'opération, en disséquant ces parties, je trouvai la veine épaissie dans l'étendue d'un pouce, mais pas encore complétement oblitérée; un cylindre fibrineux du volume d'un fil de soie en occupait le centre, de sorte qu'après son extraction l'air insufflé traversait librement. Je ne doute pas qu'avec le temps cet épaississement ne se fut effacé, et que la veine ne fut redevenue fort perméable. Sur deux forts chiens danois, opérés à la jugulaire gauche, je resserrai la ligature le quatrième et le septième jour, et j'enlevai l'aiguille le neuvième, redoutant alors une solution dans la continuité du vaisseau, et les accidents consécutifs que déjà j'avais observés. La plaie eut assez de peine à se cicatriser ; toutefois elle se guérit et vingt jours après, à l'autopsie, je trouvai la veine, où la circulation avait été interrompue pendant plusieurs jours, redevenue perméable au sang. Les parois en étaient encore épaissies, mais cet épaississement avait déjà rétrogradé. J'ai observé sur l'homme un fait à marche absolument semblable; fait où la veine, seulement comprimée par la première aiguille employée dans notre procédé, ne fut pas traversée par la seconde qui la manqua. Les effets de la compression ne tardèrent pas à se manifester ; les varices diminuèrent d'abord notablement, je crus moi même le malade guéri; mais peu de jours après elles reprirent un développement aussi complet qu'auparavant (*V*. Obs. n° 3).

Enfin, j'ai poussé plus loin l'expérience pour obtenir l'oblitération par le seul effet de la compression ; c'est ainsi que j'ai resserré chaque jour le fil sur l'aiguille jusqu'à séparation de continuité de la veine. De cinq chiens, d'âge et de taille divers, soumis à cette expérience, deux guérirent avec oblitération, et trois périrent. Sur les deux premiers la compression ménagée progressivement n'amena la séparation dans la continuité du vaisseau, que vers les seizième et dix-septième jour. Malgré ce, chez l'un la veine fût détruite par la suppuration dans l'étendue de plus d'un pouce; en même temps des collections purulentes fusèrent au loin entre les muscles du cou et du thorax, l'animal fut plus de trois mois malade. Chez l'autre, les choses se passèrent mieux et sans accidents graves; la maladie se termina heureusement en vingt-six jours. Sur les trois derniers, la compression ayant été plus active, la séparation fut bien plus prompte, et survint chez l'un au septième jour. Il eut pendant la nuit où se fit cette séparation, une hémorragie à laquelle il succomba. Chez un autre, elle eut lieu au huitième, et amena encore une hémorragie qui nécessita la ligature du vaisseau béant. Enfin sur le dernier, elle survint au onzième; un ulcère de mauvaise nature succéda à cette séparation, cet ulcère laissait suinter du sang noir; l'animal languissait; il fut à la fin pris de vertiges, et creva le vingt-cinquième jour après la séparation. Il y avait dans la jugulaire et dans les veines ses dépendantes des signes manifestes d'inflammation; autour de l'ulcère, les parois veineuses étaient épaisses, mais au dessus, une rougeur vive affectait la membrane interne, et s'étendait jusqu'aux veines des méninges. La portion inférieure de la jugulaire allant à la sous clavière, contenait du pus.

Telles sont les conséquences de la compression; ses inconvénients sont graves. D'abord on n'est jamais positivement sûr qu'elle ait déterminé l'oblitération, à moins qu'elle n'ait été poussée jusqu'à séparation dans la continuité du vaisseau; ensuite, si on pousse cette application jusqu'à produire cette solution, il peut se faire qu'elle arrive avant que la veine ne soit fermée ; les accidents consécutifs sont alors imminents. De plus, cette compression détermine toujours la mortification de la portion de la peau antérieure à la veine ; et cette mortification ou gangrène, pour se séparer, développe constamment une inflammation vive. Voilà en abrégé les motifs qui nous ont fait abandonner la compression, pour lui substituer un moyen de guérison moins dangereux, plus sûr et plus prompt.

Ce que nous venons de dire de la compression ne peut être applicable aux artères, puisque ces dernières ont une composition anatomique en tout opposée à celle des veines. Car si l'on passe au dessous d'une artère une aiguille, et qu'on tortille aux deux extrémités de celle-ci un fil en huit de chiffre, dès le troisième jour elle sera oblitérée, si le fil a été suffisamment serré pour interrompre toute circulation ; et l'oblitération s'étendra sans accident dans tout l'espace où la circulation a cessé.

Mais dans une artère comprimée comment s'accomplit l'oblitération ? Est-ce par adhérence des parois opposées de la membrane interne, comme l'ont pensé Molinelli, Guattini, White, Home, Scarpa, etc. ? est-ce par épaississement des parois comme dans les veines ? Après la compression, il y a loin du phénomène d'oblitération d'une artère au phénomène d'oblitération d'une veine, et cela probablement parce que les effets immédiats produits par la compression sur ces deux ordres de vaisseaux diffèrent beaucoup. La compression suffisamment forte, appliquée sur une artère rompt toujours ses membranes internes et moyennes, de manière à faire une plaie réelle dans l'intérieur du tube; c'est cette plaie qui est la cause de la guérison et le point de départ de l'oblitération. En effet, il résulte des recherches de tous les observateurs modernes, que quelques heures après la lésion produite sur les membranes artérielles, cette lésion laisse suinter une lymphe plastique qui fait adhérer les surfaces blessées, si cette lymphe n'est point entraînée en lavage par le sang: et en quatre-vingts heures l'adhésion est assez solide pour résister à l'effort d'impulsion du sang, en sorte que trois à quatre jours suffisent pour déterminer une adhérence capable d'amener à prompte guérison un anévrysme, quelque soit le vaisseau où il siége. Peu après l'adhésion des points ulcérés, les membranes internes et moyennes n'étant plus maintenues dilatées s'atrophient, se resserrent et font disparaître le cylindre artériel, en se transformant en un cordon filamenteux blanchâtre, de la même manière que l'artère ombilicale du fœtus, et l'artère spermatique du castrat. C'est au moins ce qu'annonce l'anatomie pathologique d'une artère oblitérée, examinée un mois après l'application de la compression. Ces conséquences sont positives et si belles qu'on devrait dire que les dilatations artérielles sont le triomphe de la compression : mais par malheur cette médication, toute simple qu'elle est, n'est pas toujours applicable. On doit craindre de blesser les veines concomitantes, de blesser les nerfs en faisant traverser l'aiguille sous le cylindre artériel. Cependant cette crainte est-elle bien réelle, ou plutôt la piqûre de ces parties est-elle si redoutable qu'on doive renoncer aux avantages de cette compression sur la ligature, où il faut mettre l'artère à découvert, la lier, laisser dans la plaie une cause inflammatoire poussée jusqu'à élimination et séparation dans la continuité du vaisseau? D'abord par la compression seule, l'artère dès les quarante premières heures est oblitérée, et nous avons vu le temps nécessaire à l'oblitération d'une veine, en sorte que l'aiguille comprima-t-elle en même temps la veine et l'artère, cette dernière seule sera déjà oblitérée, quand la première n'aura encore subi aucune modification. Dès lors la crainte de l'oblitération de la veine en même temps que celle de l'artère, n'existe pas. La piqûre du nerf peut-elle aussi être fort préjudiciable? Tous les jours dans l'emploi des moyens électriques on pique de grands nerfs. Enfin perça-t-on l'artère, avec l'aiguille, on pourrait encore obtenir guérison. M. le professeur Velpeau a résolu cette question (1).

(1) Mémoire lu à l'Académie des Sciences le 27 décembre 1830

S'il est des anévrysmes profonds auxquels on refuse l'application de cette méthode, il en est aussi d'autres superficiels auxquels elle convient mieux que tout autre moyen. Il est aussi des tumeurs formées par des dilatations des extrémités vasculaires, où la circulation est entretenue par une telle multitude de branches que le chirurgien désespère de les lier toutes. Ce sont les tumeurs érectiles pour le traitement desquelles M. le professeur Lallemand a fait une heureuse application du procédé d'acupuncture des vaisseaux (Voy. *Archives*, Mai, 1835).

§ II.

De l'oblitération des Veines par adhésion immédiate.

L'oblitération par adhérence primitive de la membrane interne d'une veine, a été, pour ainsi dire, jusqu'à ce jour ignorée. Tous les traitements employés jusqu'ici, comme devant amener ce résultat, ne procurent le plus souvent que l'épaississement des parois et l'adhésion consécutive. Cependant Hunter, Reil, Abernetty, Dupuytren, Bichat surtout, admirent cette oblitération;

---

et inséré dans le premier numéro de 1831 de la *Gazette medicale*. Toutefois M. Amussat, en répétant les expériences de M. Velpeau, a fort souvent observé des hémorragies consécutives.

ils ne la considérèrent toutefois que comme étant rare et très difficile. Dans tous les ouvrages que j'ai consultés, je n'ai pu recueillir un seul fait authentique de ce genre d'adhésion, et les recherches récentes de Ribes, de Dance, prouvent que l'oblitération consécutive à la phlébite s'accomplit toujours par épaisissement des parois. Aussi Travers n'ayant pu observer jusqu'à ce jour un genre d'inflammation qui se terminât par un épanchement de lymphe, capable de faire adhérer les parois, niait la possibilité de cette adhérence. La plupart des chirurgiens, nos prédécesseurs, méconnurent donc l'oblitération adhésive, et le Dictionnaire des Sciences médicales doit faire une distinction lorsqu'il dit: «qu'une « des causes fréquentes de l'oblitération d'une « veine est l'adhérence de ses parois, par suite de « la phlegmasie de sa membrane interne. » C'est d'adhérence secondaire qu'il a voulu parler.

Cependant cette union adhésive avait quelquefois lieu, et se produisait tout naturellement, à l'insu des hommes chargés de surveiller les phénomènes maladifs; sans qu'on y prît garde, ce phénomène s'accomplissait fréquemment, et les chirurgiens laissaient passer inaperçu un moyen puissant, mais fort simple, qui eut arraché à la misère et rendu à la société toute cette foule d'hommes, que les dilatations veineuses et les ulcères, sous leur dépendance, ont jusqu'à ce jour réduit à la plus abjecte et à la plus déplorable situation. C'est ainsi qu'après une saignée où la veine était percée de part en part par la lancette, la compression faisait adhérer les points lésés, et la veine s'obliterait consécutivement. Voilà tout le secret de notre méthode; c'est la répetition de ce fait, auquel nous avons fait subir de légères modifications, que nous renouvelons. Ces modifications sont, 1° pour nous mettre à l'abri de tout accident; 2° pour nous assurer du résultat.

1° *Accidents*. L'action de l'air sur le tissu des veines paraît incontestable. Brodie, la redoutant, modifia à cause d'elle le procédé de la section suivi par les Anglais. Dance ne mettait pas en doute l'influence de cet air sur l'orifice béant des veines. M. Lisfranc, instruit par de nombreuses observations, s'exprime ainsi à l'occation de cette action : « J'ai souvent remarqué » qu'à l'instant même de la section, l'air se pré» cipitait dans la cavité du conduit veineux, et » qu'à l'irruption de ce fluide succédait une » horrible phlegmasie, une phlébite atroce qui, » devenant générale, détruisait l'individu en » vingt-quatre heures. » A ces faits il n' y a rien à répondre; nous devrons donc agir sur les veines à l'abri du contact de l'air. L'épanchement de sang consécutif à la section est également un accident, car le sang déposé peut enflammer les parties avec lesquelles il est mis en contact, les faire suppurer et établir un foyer purulent où la veine se trouvera béante, on peut dès lors être exposé à tous les accidents de la phlébite. La section à la peau et à la veine devra donc être si petite que tout épanchement soit impossible.

2° *Résultats*. L'adhérence primitive des parois opposées de la membrane interne d'une veine n'est jamais possible que lorsqu'il existe une lésion sur deux points opposés de la surface de cette même membrane, et qu'on tient en contact ces deux points lésés pendant tout le temps nécessaire à la consolidation. Le temps nécessaire à cette consolidation dépend surtout de la constitution de l'opéré, du diamètre de la veine et du volume du sang qui la parcourt. Dans les petites veines, le sang ayant moins de force d'ascension, détruit moins facilement l'adhérence établie; dans les veines volumineuses, c'est l'inverse. Les moyens d'adhésion devront donc être plus longtemps prolongés sur les veines de plus grand diamètre.

Voici du reste ce qui se passe lorsqu'à l'aide d'une aiguille, on a percé et mis en contact les parois opposées d'une veine. Une lymphe coagulable, analogue à celle qui est produite dans la saignée par l'action de la lancette, s'épanche autour des piqûres, et là, à l'abri du cours du sang, elle fait adhérer entr'elles les parois opposées, tenues en contact par l'aiguille elle-même. Les parois sont déjà adhérentes, ce qui arrive en moins de trente à quarante heures, lorsqu'une inflammation légère commence à se développer dans le tissu cellulaire circonvoisin de l'aiguille, et y fait germer une petite tumeur dure qui enveloppe la veine circulairement dans une hauteur de près de 8 à 12 lignes. Cette tumeur loin d'être défavorable est avantageuse au résultat que l'on désire. La compression qu'elle détermine sur la portion de veine qu'elle enveloppe, en rapproche les parois opposées, facilite la consolidation et concourt à accélérer l'oblitération dans une plus grande étendue. Lorsque la tumeur est formée, ce qui arrive du troisième, au cinquième et sixième jour après l'application de l'aiguille, cette dernière ne tarde pas à solliciter autour d'elle une inflammation éliminatoire, qui se termine par une légère suppuration. Cette terminaison, à cette époque, n'est point à craindre parce que la veine a déjà changé de nature, et par conséquent de propriétés. Son tissu déjà devenu comme ligamenteux dans toute l'étendue embrassée par la tumeur, ne peut plus contracter qu'une inflammation sans danger, laquelle cesse aussitôt qu'on enlève la cause qui l'entretient. C'est donc lorsque l'aiguille est devenue légèrement vacillante dans la tumeur, c'est lorsqu'elle peut être extraite sans effort de traction, qu'on l'enlèvera. L'époque où survient ce phénomène est variable, et dépend du degré d'activité avec lequel l'inflammation a marché : nous verrons dans nos observations sur l'homme que les constitutions diverses influent sur cette époque. Après l'extraction de l'aiguille, les petites plaies des piqûres laissent suinter quelques gouttes de pus, mais au bout de quelques heures, le suintement cesse, et les lignes fistuleuses guérissent. En même temps la tumeur s'accroît encore de volume pendant un à trois jours, puis diminue insensiblement, se résorbe et finit par disparaître complétement vers le dixième ou quatorzième jour.

Les recherches anatomiques que nous avons faites sur cette tumeur, nous l'ont montrée adhérente à la peau par sa partie antérieure et bornée au tissu cellulaire voisin. Son volume est plus ou moins considérable et atteint quelquefois celui d'un petit œuf : elle enveloppe alors circulairement une plus grande étendue de la veine : ordinairement c'est de dix à douze lignes. Son tissu est blanc, dense, épais, sans sérosité, coupé par des lignes jaunâtres, dues à l'oxyde de fer laissé par les aiguilles. Le tissu de la veine ne peut facilement être différenciée au milieu de la tumeur, avec laquelle il forme un tout compact; mais à sa sortie, il est contracté, blanchâtre, sans épaississement. La surface de la membrane interne s'étendant jusqu'aux anastomoses où recommence la circulation, n'est point rouge, elle est, au contraire, blanchâtre, contractée et plissée sur de petits caillots fibrineux sanguins; il n'y a nulle part trace d'épaississement ou d'inflammation dans les parois.

Après la résorption complète de la tumeur, l'autopsie démontre que le tissu cellulaire qui en était le siége, est revenu à l'état normal le plus parfait, et qu'on ne peut distinguer le point piqué par les aiguilles. La veine est en même temps complétement imperméable au sang ; il y a mieux, elle est disparue et transformée en un cordon blanc, arrondi, filiforme, analogue au tissu ligamenteux.

Cette dégénérescence de la veine, ou transformation en tissu ligamenteux, s'étend insensiblement en bas et en haut du point lésé jusqu'aux premières veines capables d'entretenir la circulation, interrompue dans le tronc oblitéré.

Mais comment s'accomplit, dans l'étendue du vaisseau inférieure au point fermé par l'opération, l'oblitération qui survient consécutivement? Est-ce par épaississement des parois? Non. Est-ce par adhérence des parois de la membrane interne? Non; car on peut, pendant plusieurs jours, reconnaître la cavité de la veine, et cependant le travail d'oblitération est déjà commencé : c'est une transformation propre au tissu veineux, qui survient toujours lorsque le sang cesse de parcourir ces vaisseaux : c'est probablement l'oblitération qui succède à la ligature des veines ombilicales de l'enfant qui se renouvelle ici. En sorte que dans notre méthode, il y a deux phénomènes à distinguer, phénomènes constants et distincts :

1° adhésion au point lésé, 2° transformation de la veine, en cordon filamenteux, du point lésé, dans toute l'étendue où la circulation a cessé.

Voilà ce que les recherches anatomiques nous ont appris sur les phénomènes consécutifs à l'application de notre méthode. Ces recherches, quoique n'ayant été faites que sur des animaux, n'en sont pas moins positives, et les conclusions que nous en avons tirées vont être fortifiées par l'histoire de plusieurs observations recueillies sur l'homme. Nous partagerons ces observations en trois classes : dans la première, nous parlerons des dilatations veineuses sans ulcères; dans la seconde, des dilatations avec ulcères; dans la troisième, de certains ulcères sans dilatation. C'est là la partie importante de ce mémoire, celle qui attirera l'attention des praticiens, et qui justifiera l'étendue des développements qui précèdent. La simplicité de l'opération, la certitude de ses résultats, en diront assez, nous l'espérons, pour gagner les chirurgiens à notre méthode.

TROISIÈME PARTIE.

DES GUÉRISONS PRODUITES PAR L'OBLITÉRATION.

§. Ier.

Des Dilatations veineuses sans complication d'ulcères, ou Observations de varices simples g uéries par notre procédé.

1re *Observation*. M. Vincent (de Saint-Martin, département de l'Ain), âgé de soixante-quatre ans, mais encore de robuste constitution, vint pour la seconde année à Aix (Savoye), afin d'y faire usage des sources thermales contre une maladie qu'il portait à la jambe gauche depuis plus de quarante ans. Les médecins de son pays l'envoyaient à Aix passer trois mois, autant pour se débarrasser de l'importunité du malade que désespérés par la nature de la maladie, contre laquelle l'art leur donnait si peu de moyens. En effet, M. Vincent avait toute la jambe gauche parsemée de nombreuses et volumineuses varices, s'étendant du genou au cou de pied. Ces varices reconnaissaient pour principe un déplacement des os de l'articulation fémoro-tibiale, déplacement consécutif à une chute survenue à l'âge de douze ans. Depuis cette époque, ce membre fut toujours le siége de douleurs fort vives et d'engorgements qui s'augmentaient facilement par la marche et la situation debout. Actuellement, toute la peau de ce membre est recouverte de rougeurs vives, cuisantes, rougeurs d'où se détachent des pellicules furfuracées, et où s'élèvent de nombreux petits boutons vésiculaires qui se succèdent rapidement, et laissent après l'écoulement de la gouttelette qu'ils contiennent, de petites plaies, siéges d'une démangeaison fort vive et cuisante.

Le membre lui-même est, en général, chaud, pesant, œdémateux ; il est plus de deux pouces plus volumineux que la jambe droite, et s'oppose absolument à tout travail, à cause des souffrances habituelles qu'il détermine.

M. Vincent fit d'abord usage des eaux qu'on administra sous forme de bains et de douches. Il y eut aggravation du mal, au lieu d'amélioration. Le 4 août 1835, il vint nous consulter, fatigué par ses souffrances, plus ennuyé encore par l'opiniâtreté de son mal, la durée de son existence et l'insuffisance des traitements qu'il avait employés et qu'il est inutile que nous rapportions. Il se soumit volontiers à l'opération, lorsque nous lui eûmes promis de le guérir. En conséquence, nous applicâmes, pendant trois jours, une bande compressive sur le trajet de la veine saphène à son passage vers le genou. Cette compression fut faite de telle façon que le sang ne put passer sous la partie comprimée. A l'application de ce bandage succédèrent de l'engourdissement, de la pesanteur; la demangeaison habituelle fut même masquée par cet engourdissement. Cette sensation s'amenda bientôt par la position horizontale dans laquelle nous fîmes tenir le membre. La veille de l'opération, le bandage fut enlevé, et la jambe abandonnée à sa liberté. Enfin, le 7 août, nous l'opérâmes en présence de tous les médecins, résidant à Aix, et de plusieurs médecins étrangers.

Le malade vint s'asseoir vers la croisée ; je lui fis appuyer le talon de la jambe variqueuse sur une autre chaise, placée vis-à-vis, puis je me plaçai au côté interne du membre, un genou en terre. Alors j'appliquai sur la cuisse, directement au-dessus du genou, une bande fortement serrée, afin de faire gonfler le tronc de la saphène, comme si j'eusse voulu la saigner au genou. La veine ayant peine à se gonfler, je dis au malade de se lever et de faire quelques pas. Elle se tuméfia rapidement, toutes les dilatations variqueuses parurent avec le summum de leur volume on put manifestement reconnaître que depuis un travers de main au-dessous du condyle interne du fémur, la veine ne recevait plus de branches collatérales ; qu'aucune anastomose entre les tégumentaires de la jambe et celles de la cuisse, n'existait à la partie externe du genou: nous annonçâmes dès l'instant que ces veines étant dans la plus heureuse des conditions possibles, l'opération aurait un prompt et certain résultat.

Le malade revint s'asseoir : alors nous saisîmes à l'aide du pouce et de l'indicateur gauche, un travers de main au-dessous du genou, et dans le lieu où il était le plus superficiellement placé, le tronc de la veine saphène et la peau qui lui était antérieure. Cela fait, nous portâmes la pointe d'une aiguille ordinaire, que nous tenions entre les trois premiers doigts de notre main droite, à peu près comme on tient une plume à écrire, vers le point saisi, puis nous la fîmes pénétrer à travers la peau, de manière à la conduire derrière la veine; lorsqu'elle l'eût dépassée, nous lachâmes les doigts de notre main gauche, et inclinâmes la tête de l'aiguille de manière à en faire ressortir la pointe aussi près que possible du point d'entrée.

Cette aiguille est alors transversale au conduit veineux, son application constitue le premier temps de l'opération; elle est destinée à isoler la veine des tissus profonds et à faciliter l'implantation de la seconde; elle n'est point de nécessité absolue, elle aide seulement l'opération en permettant de passer autour de chacune de ses extrémités libres une anse de fil, au moyen de laquelle on soulève et la veine et la peau. Alors nous portâmes la pointe d'une seconde aiguille, que nous tenions dans nos doigts de la main droite, de la même manière que la précédente, directement sur la partie médiane du point soulevé et une ligne au-dessous, puis nous l'implantâmes et lui fîmes traverser d'abord la peau, ensuite la paroi antérieure et postérieure de la veine, ce dont nous fûmes averti par la présence du corps de l'aiguille transversale : alors nous l'inclinâmes de manière à la faire passer au-desous de cette dernière, puis à venir percer de nouveau, quelques lignes plus loin, les parois postérieure et antérieure de la veine, et sortir à travers la peau. De cette façon, cette seconde aiguille, qui est l'aiguille essentielle, et dont l'application constitue le second temps de l'opération, fût en croix avec la transversale, et fit un point de couture sur le conduit veineux, dont elle perça les parois en quatre points différents. Les aiguilles furent assujetties dans cet état avec un fil tortillé autour d'elles et légèrement serré. On implanta leurs extrémités dans de petites plaques de liége, afin qu'elles ne blessassent point les tissus voisins ; une bande fut passée par dessus, et le malade alla de lui-même à son lit. Afin de mieux juger du résultat, nulle médication ne fut appliquée sur la jambe.

C'est là toute l'opération, nous n'y reviendrons pas. Nous observerons cependant que sur M. Vincent ayant été obligés de nous servir d'aiguilles ordinaires, nous éprouvâmes plus de résistance qu'on n'aurait pu le croire pour traverser la peau qui se laissait refouler à l'entrée et à la sortie, ce qui détermine des tiraillements, de la douleur au malade; aussi M. Vincent eut-il une légère syncope (c'est le seul cas où je l'ai observée). Ces tiraillements eux-mêmes compromettent l'opération et peuvent faire manquer la veine pour peu qu'elle soit roulante (*obs.* n. 4). Pour éviter ces inconvénients, nous avons substitué aux aiguilles ordinaires qui nous avaient d'abord servi, des aiguilles aplaties, plus ou moins larges, afin qu'elles soient proportionnées au volume de la veine, les unes inflexibles pour le premier temps de l'opération, les autres légèrement flexibles pour le second temps, afin qu'on puisse en recourber un peu la pointe et la faire plus facilement sortir. Toutes ces aiguilles sont tranchantes à leur pointe et armées d'un bouton arrondi à leur autre extrémité; bouton sur lequel on appuie l'indicateur lorsqu'on veut les implanter. Avec elles, l'opération est promptement terminée, et le malade n'éprouve jamais de douleur (1).

La journée du 7 se passe fort bien, il ne survient pas le moindre accident, le moindre symptôme qui mérite remarque. Le malade dit seulement éprouver de la démangeaison au point piqué, mais point de douleur dans le membre, pas en-

(1) On trouvera des aiguilles ainsi confectionnées chez M. Charrière, rue de l'École-de-Médecine.

core de signe d'inflammation aux piqûres. (*Prescript.* alimentation ordinaire et repos.)

La journée du 8 a été également fort bonne ; pas de fièvre, pas de soif ; il y a eu cependant quelques douleurs générales dans le membre, douleurs profondes que le malade ne sait pas définir, mais bien différentes quant au siége et quant à la nature de celles qu'il éprouvait avant l'opération. (Je ne sais s'il ne faut pas attribuer ces douleurs aux mouvements du malade, qui a toujours opposé une résistance opiniâtre au repos qu'on exigeait de lui.) Il y a d'un autre côté déjà amendement dans l'état de la jambe ; le volume en a diminué de près d'un pouce, la rougeur persiste, mais tous les boutons vésiculaires les plus superficiels ont séché et se sont affaisés. Un petit noyau dur s'est développé autour des aiguilles, son volume est aujourd'hui égal à celui d'une aveline. On sent par le palper dans les dilatations variqueuses les plus supérieures de petites nodosités dures. Je prescris le repos et je supprime l'usage du vin, mais le malade continue à marcher et à boire comme à son ordinaire.

La journée du 9 a été satisfaisante ; en même temps que la tumeur développée autour des aiguilles a augmenté, le volume du membre a encore diminué de quelques lignes, les nodosités se perçoivent plus bas dans les dilatations variqueuses. Il y a eu pendant la nuit de vifs élancements dans le membre, assez fréquemment répétés : ces élancements, analogues au picotement que produirait une multitude d'aiguilles, paraissaient subitement et cessaient de même. Pendant la journée du 10, il est survenu un peu d'inflammation à la peau autour des aiguilles, le volume de la tumeur s'est encore accru, de façon que les fils qui assujétissent les aiguilles font dépression sur la peau gonflée tout autour. Ce gonflement est le siége d'une douleur obtuse qui s'augmente par tout mouvement. Le malade sans fièvre, sans soif, a néanmoins peu d'appétit. Dans la crainte de voir la peau s'ulcérer, je coupe les fils, sans toucher aux aiguilles qui tiennent encore fortement dans les tissus qu'elles traversent. La jambe est aujourd'hui égale en volume à la jambe saine. De petites nodosités sont appréciables dans tous les lieux où siégeait une dilatation variqueuse et s'étendent jusque sur le dos du pied. (*Prescrip.* eau rougie, deux soupes.)

Pendant la journée du 11, le malade a été forcé au repos par le développement de la tumeur, qui a acquis le volume d'une belle noix ; les aiguilles qui la traversent sont devenues vacillantes ; je les enlève sans effort, et leur ablation ne cause aucune douleur. La rougeur de la peau persiste ; de nouveaux boutons vésiculaires se sont développés vers les malléoles. (J'applique sur toute la jambe un bandage compressif qui passe fort légèrement sur la tumeur ; repos et peu de nourriture).

Pendant les journées du 12 au 13, la tumeur

s'est encore développée de manière à atteindre le volume d'un œuf de poule, puis elle a commencé à diminuer le 14. Pendant ces trois jours, il ne s'est rien passé de remarquable ; nulles douleurs dans le membre d'où se détachent des écailles furfuracées ; le malade a gardé le repos, couché ou assis sur une chaise. (On a continué la compression).

Le 15, j'enlève le bandage, et je fais marcher le malade. On voit clairement alors que le tronc de la saphène et toutes les branches qui s'y rendent jusque vers la partie moyenne de la jambe sont oblitérées, et que le sang ne les parcourt plus. Les nodosités ont elles-mêmes disparu dans cette moitié supérieure, et on ne peut sentir, malgré les plus minutieuses recherches, aucun cordon dur remplaçant ces veines oblitérées. La peau, usée par les dilatations variqueuses, n'a encore pu revenir sur elle-même, elle est restée boursoufflée, ensorte que, si on n'y prenait pas garde, on serait tenté de croire que les varices persistent. Il y a encore eu, pendant la nuit, des élancements profonds dans toute l'étendue du membre, mais nul autre symptôme n'est survenu. L'épiderme continue à s'exfolier. (Nous envoyons M. Vincent prendre une douche d'aspersion d'une demi-heure sur sa jambe).

Du 16 au 23, le malade retourne chaque jour à la douche, dont l'effet est aujourd'hui merveilleux. La tumeur se résorbe insensiblement, et finit par disparaître vers le 20. L'exfoliation de l'épiderme cesse, la rougeur disparaît, les élancements nocturnes se terminent, et les varices sont toutes inappréciables. Le 24, M. Vincent quitte alors son bâton qu'il portait depuis 42 ans, et part pour son pays.

J'ai revu deux mois après ce malade; sa jambe était alors dans un bon état; les tumeurs variqueuses n'étaient point reparues. Le tronc lui-même des vaisseaux jadis variqueux ne pouvait être senti. Nulle circulation collatérale superficielle ne remplaçait celle qui avait cessé de charrier le sang; et cependant le membre était indolent sans œdème, il avait toute sa force, et M. Vincent, de son aveu, ne s'était jamais mieux porté.

Cette première observation n'a pas besoin de commentaire, elle a trop de rapport généraux, trop d'analogie avec celles qui la suivront, pour que nous en tirions actuellement aucune conclusion : nous observerons partout les mêmes conséquences, le même et unique résultat. Toutefois il est bon de remarquer dans cette observation considérée isolément, 1° que M. Vincent était sexagénaire, qu'il portait sa maladie depuis près de cinquante ans, qu'avec les varices il y avait complication dartreuse, et que par conséquent ni l'un ni l'autre de ces motifs ne seront capables d'arrêter l'opérateur, quand la constitution est bonne; 2° qu'on employa nos sources sulfureuses pour combattre ce qu'on croyait être une humeur dartreuse, sans tenir compte des dilatations variqueuses. Nos sources augmentèrent le mal, et cela se conçoit; dès l'oblitération commencée, nos sources activèrent la guérison et la maladie cessa; 3° enfin que dès le second jour après l'opération, il y eut cessation de douleurs qui fatiguaient le malade, et diminution de volume du membre, et que la guérison fut complète en moins de vingt jours.

Sept autres malades affectés seulement de varices simples plus ou moins volumineuses, appartenant à diverses constitutions et à différents âges ont été opérés avec le même succès, sans que la marche de la maladie après l'opération, ait rien présenté qui diffère de notre première observation, partout mêmes phénomènes et même résultat. L'histoire particulière de chacun de ces cas eût donc été inutile. Seulement chez une femme à constitution lymphatique, l'inflammation ne marcha que lentement, et les aiguilles ne furent extraites qu'au septième jour; l'oblitération chez elle ne fut complète qu'au trente-cinquième, tandis que sur tous les autres elle survint du vingt au vingt-cinquième.

Deuxième observation. M. P... à Lyon, agé de 41 ans, d'une constitution délicate et nerveuse, avait reçu vers l'âge de 18 ans un coup de pied de cheval sur la partie interne et moyenne de la cuisse droite. La forte contusion accompagnée de douleur profonde qui en fut le résultat se dissipa insensiblement ; mais peu à peu les veines de la jambe s'engorgèrent, et devinrent variqueuses, au point et en si grand nombre que M. P... fut condamné à porter un bas lacé, et à ne pouvoir faire à pied ou en voiture une course un peu longue sans souffrir beaucoup. La mesure de la circonférence de ce membre donnait deux pouces et demi de plus que celle de la jambe gauche. Le 3 janvier 1833, nous opérâmes M. P... en nous plaçant en dehors du membre.

La tumeur se développa fort bien, les aiguilles furent vacillantes au cinquième jour, où nous les enlevâmes. Mais il survint pendant l'oblitération un phénomène assez remarquable ; vers le septième jour, la tumeur avait déjà commencé à se résorber, les dilatations variqueuses présentaient toutes de dures nodosités, quand le lendemain matin, je trouvai toutes ces nodosités disparues, et cependant le malade n'avait éprouvé depuis la veille aucune sensation particulière dans la jambe ; ayant toujours gardé le lit, il n'avait même jamais eu ces vifs et subits élancements qu'ont sentis tous les malades des observations précédentes ; élancements que nous retrouverons chez la plupart des opérés qui feront le sujet des observations suivantes. Surpris par cette disparution, je fis lever le malade, toutes les dilatations variqueuses reparurent jusqu'auprès de la tumeur formée par l'acupuncture ; toutefois ces dilatations me semblèrent moins volumineuses ; la jambe avait du reste à peu près repris son volume naturel. Malgré ce, je crus avoir manqué la veine, et j'étais décidé à attendre la résorption complète de la tumeur pour opérer de nouveau. Je me trompais, car de nouvelles nodosités se formèrent dès le soir, et furent appréciables dès le lendemain dans tout l'espace dilaté ; quelques élancemens ne tardèrent pas à se faire sentir, les nodosités en partant des plus supérieures s'effacèrent ensuite insensiblement et l'on ne pouvait en apercevoir aucune le vingt-huitième jour après l'opération. M. P..... abandonna alors toute compression sur sa jambe : il est aujourd'hui bien guéri.

Ainsi donc le coagulum formé dans l'intérieur des vaisseaux variqueux par l'interruption du cours du sang, peut être résorbé avec beaucoup de promptitude : mais comment s'est accomplie sur M. P.. cette si prompte disparution du coagulum formé dans chaque dilatation ? Nos connaissances anatomiques sur l'organisation des veines et sur les fonctions physiologiques des tuniques qui forment leurs parois, ne portent pas à admettre l'absorption, puisqu'on croit généralement que les veines ne reçoivent d'absorbants dans leurs tissus que la quantité nécessaire à leur nutrition. Au lieu d'absorption, n'y aurait-il point dissolution du caillot par le sang liquide affluant du bas ? La promptitude de la disparution des nodosités sanguines, leur retour plus prompt, leur disparution nouvelle nous portent à croire que les choses se passent peut-être comme nous l'avançons, et cela nous paraît d'autant plus probable que nous avons souvent remarqué que des nodosités de sang coagulé qui existaient le matin dans les tumeurs variqueuses, n'y étaient plus le soir, par cela seul que le malade avait marché pendant le jour. Quoi qu'il en soit on peut déduire de ce fait deux conclusions utiles; 1° c'est que, un caillot sanguin exista-t-il dans une veine, ne peut jamais être considéré comme une cause d'oblitération. Ce caillot existe très probablement dans les veines fémorales des femmes enceintes affectées d'œdème des membres inférieurs, et disparaît après l'accouchement; 2° c'est que la résorption de ce caillot retarde la guérison des dilatations variqueuses.

Troisième observation. Nozet, agé de 49 ans, ouvrier en soie à Lyon, portait aux deux jambes de nombreuses varices, mais la jambe droite était plus gravement affectée que la gauche. De nombreuses dilatations agglomérées surtout vers le genou sous forme de tumeur, et sinueuses ailleurs, s'y remarquaient, et devaient rendre l'opération d'autant plus difficile qu'à cela se joignait un œdème considérable, qui ne disparaîssait jamais complétement, et remontait assez haut pour cacher le tronc principal de la saphène. Nozet le plus souvent ne pouvait travailler trois jours de suite, tant la fatigue exaspérait ses douleurs habituelles; mais sans fortune il fallait bien qu'il vécût. La peau de ses jambes avait aussi ce caractère commun à beaucoup de variqueux, elle était sans force et sans élasticité.

Ce malade l'un des premiers que nous ayons traité, fut opéré avec des aiguilles ordinaires à coudre. La tumeur celluleuse autour des aiguilles se développa régulièrement: des nodosités de sang coagulé se formèrent dans les tumeurs variqueuses, et y séjournèrent se résorbant insensiblement comme si le malade allait être guéri, l'œdème lui-même avait presque totalement disparu. Au onzième jour la tumeur celluleuse fut résorbée. A cette époque Nozet ayant éprouvé les élancements si fréquents après l'opération, se leva et nous appliquâmes une bande sur sa jambe, il marcha mieux et put reprendre ses travaux. Mais peu à peu les tumeurs variqueuses les plus inférieures reparurent, d'abord moins volumineuses qu'elles n'étaient; la dilatation s'étendit de proche en proche, gagna les tumeurs situées vers le genou, et le vingt-troisième jour après la levée de Nozet, le sang parcourait les vaisseaux superficiels de sa jambe comme s'ils n'eussent jamais été oblitérés. L'opération subséquente que nous répétâmes au même lieu eut un plein succès, et ne présenta rien qui mérite d'êtresi gnalé.

Les causes d'insuccès de cette observation doivent être attribuées à l'agglomération des tumeurs vers la partie interne du genou; à

4

l'œdème qui ensevelissait profondément le tronc principal, à la difficulté que nous éprouvâmes à l'implantation des aiguilles : trois circonstances qui nous firent manquer l'acupuncture de la veine. Nous verrons, *observation* nº 11, un cas fort semblable et peut-être plus difficile que celui-ci, car nous ne pûmes saisir le tronc principal; nous opérâmes alors une tumeur que nous soupçonnâmes appartenir à ce tronc; le malade guérit. La marche de cette observation a elle-même quelque chose de particulier; et cette particularité, c'est la cessation momentanée de la maladie pendant tout le temps que le sang fût interrompu dans les vaisseaux dilatés; c'est la formation positive de caillots dans toutes ces dilatations; c'est l'épaississement probable des parois veineuses par la compression de la tumeur celluleuse et des aiguilles. Aussitôt que la compression cessa, les varices inférieures reparurent, d'abord moins volumineuses, parce que le sang s'était frayé une autre route par les vaisseaux profonds, et qu'il éprouvait de la difficulté à franchir vers le genou la portion de veine jadis comprimée, et encore épaissie. Peu à peu cet épaississement rétrogradant, le cours du sang par les veines superficielles redevint égal à ce qu'il était avant l'opération, et la maladie reparut aussi intense que jamais.

Quatrième observation. Girod d'Albens, agé de 35 ans, tailleur, d'une forte constitution, eût à l'âge de 13 ans une luxation spontanée coxo-fémorale du membre gauche. Des fusées purulentes coulèrent de cette articulation jusque dans le creux poplité, où elles se firent jour et laissèrent une fistule qui persiste encore aujourd'hui. Peu à près que la luxation fut formée, il vit sa cuisse et sa jambe se recouvrir de varices qui s'accrurent insensiblement et devinrent tellement multipliées que ce n'était que bosselures à la surface de la jambe. Les dilatations se réunissaient par tumeurs; et les branches veineuses étaient si sinueuses qu'on ne pouvait reconnaître les troncs principaux. Des branches contournant la face externe du genou s'anastomosaient directement avec des branches appartenant aux veines de la cuisse. Le membre fortement œdématié, était engorgé, pesant et fort souvent douloureux.

Girod était venu à Aix pour faire usage de nos sources thermales; leur action lui fut défavorable et augmenta l'œdème, la pesanteur et les douleurs; il y renonça et vint nous consulter. Nous l'opérâmes en juillet 1833, en présence du professeur Lallemand, du docteur Despine, inspecteur des eaux, et de plusieurs étrangers. Il fut difficile de découvrir la veine au lieu d'élection, à cause des flexuosités de la saphène, de ses branches, et des tumeurs variqueuses situées sur le trajet du tronc. Nous choisîmes une tumeur isolée placée à la hauteur du condyle interne, que nous soupconnâmes appartenir au tronc principal, et y implantâmes nos aiguilles.

Dès le lendemain de l'opération, la tumeur celluleuse se développa et atteignit son période au quatrième jour : les aiguilles furent alors extraites. Le volume du membre avait déjà diminué à cette époque; on remarquait aussi des nodosités dans les dilatations variqueuses les plus supérieures; avec le temps, des nodosités semblables s'étendirent aux dilatations inférieures; on les voyait déjà diminuer sensiblement de volume. Vers le dixième jour la tumeur celluleuse fût complétement résorbée : Girod ne souffrant point de sa jambe, et remarquant les améliorations qui y étaient survenues, car l'œdème avait cessé, se crut guéri et voulut partir : nous lui recommandâmes de porter un bandage compressif. Mais deux mois après il revint, et me fit voir sa jambe, qui est aujourd'hui à peu près dans le même état qu'elle était avant l'opération. Il y a bien oblitération, mais oblitération du tronc de la saphène et de quelques branches, seulement dans l'étendue d'un travers de main au dessous du point opéré; à partir de là la circulation continue et passe superficiellement de la jambe à la cuisse par des anastomoses qui contournent la face externe du genou : nous avons conseillé au malade de revenir afin que nous opérassions ces branches de transport qui entretiennent la maladie ; il n'a point suivi nos conseils.

On voit clairement par cette observation une des causes qui peuvent entretenir les dilatations variqueuses, après l'opération ; il n'y a pas de doute que si Girod eût suivi nos avis, il serait guéri. La marche de ce fait nous avertit encore de ne point annoncer trop promptement l'ultième résultat de l'opération : car chez ce malade, tous les symptômes qui présagent guérison, parurent : l'œdème cessa, des caillots remplirent toutes les tumeurs, ces tumeurs elles-mêmes diminuèrent notablement de volume. Les médecins qui suivirent ce malade avec nous, le crurent guéri, Girod lui-même le disait, et cependant, il part, reprend ses travaux, marche ; les caillots déposés disparaissent et sont remplacés par les anciennes dilatations.

Cinquième Observation. Madame X.. de Chambery, d'une constitution lymphatique ; était mère de plusieurs enfants. Pendant ses grossesses, l'enfant qui appuyait spécialement sur le flanc gauche, avait déterminé par son poids dans le membre inférieur correspondant de nombreuses dilatations variqueuses. Ces varices qui s'étendaient de la partie moyenne de la cuisse jusque vers les malléoles, étaient surtout agglomérées à la partie supérieure de la jambe, d'où partaient deux branches ascendantes aussi volumineuses que le tronc de la saphène. Toutes deux remontaient à la cuisse, mais l'une y allait en contournant la face externe du genou, et l'autre par la partie médiane du creux poplité. La peau du membre, sans force élastique, était singulièrement amincie, à la surface des tumeurs : madame X.. portait habituellement sous son bas une bande fine, et cependant le volume de la jambe était un pouce plus fort que celui de la jambe droite ; et pour peu qu'elle abandonnât la compression, cette jambe s'œdématiait rapidement de plusieurs pouces, madame X.. souffrait beaucoup aux approches des variations atmosphériques.

L'état du membre reconnu tel qu'il vient d'être décrit, nous opérâmes le tronc de la saphène d'abord, vers le condyle interne du genou : puis nous attendîmes jusqu'à la résorption de la tumeur cellulaire pour opérer les branches ascendantes s'il en était besoin, car nous pensâmes que peut-être cette seule opération pourrait suffire. Au quatorzième jour la tumeur fût résorbée ; alors toutes les tumeurs sanguines de la face interne de la cuisse s'étaient affaissées, mais l'oblitération avait fait peu de progrès sur la jambe, où toutes les varices qui avaient d'abord paru rétrograder, se montrèrent après un seul jour de marche ; l'oblitération s'arrêtait court vers une grosse dilatation située cinq travers de doigts au dessous du point oblitéré : c'est de cette tumeur que partait la branche remontant par le creux poplité. Nous opérâmes donc cette branche ; la tumeur celluleuse se développa, atteignit son période au cinquième jour, et fût résorbée au douzième. Pendant ce temps toutes les dilatations se remplirent de caillots sanguins, s'affaissèrent, et finirent par ne plus donner de passage au sang; la branche ascendante contournant le genou s'oblitéra elle-même, sans que nous l'ayons opérée; et pourtant quand nous acupuncturâmes la branche du creux poplité, nous n'implantâmes nos aiguilles que deux pouces en dehors de la tumeur sanguine d'où partait cette branche.

Ainsi fut guérie, après deux opérations, madame X...., dont la jambe semblait en exiger trois. Mais si la seconde opération a suffi pour faire cesser les dilatations qui avaient résisté à la première, il arrive parfois qu'elle amène si peu de résultats, qu'on est condamné à la renouveler une troisième et même une quatrième fois. (*Obs.* n° 6, 12). Dans tous les cas, il ne faut point se lasser, ne rien craindre et y avoir recours jusqu'à disparution de toutes les tumeurs. Madame X..., malgré ces deux opérations, ne changea rien à son régime ordinaire, n'eut pas le moindre malaise, garda le repos; et n'éprouva que deux ou trois élancements passagers dans la jambe. Je l'ai revue, il y a peu de temps, la peau a repris un peu de tonicité sous l'influence de lotions et frictions fortifiantes; les veines sont inappréciables et le membre ne s'œdématie plus. Elle a abandonné son bandage compressif.

Sixième observation. En l'année 1833, M. G..., commis voyageur, âgé de vingt-six ans, vint à Aix pour y faire usage des eaux. Il portait aux deux jambes de nombreuses et volumineuses varices recouvrant ces parties jusqu'à la face dorsale des pieds. Ces dilatations sanguines étaient survenues lentement et insensiblement, depuis l'âge de douze à treize ans. Quoiqu'il fut d'une bonne constitution, en même temps que le système musculaire sous-cutané était fortement développé, la peau débile et flasque manquait de cette force tonique, de cette propriété élastique qu'on remarque sur les membres non variqueux des hommes sains. Il n'y avait point d'œdème, et cependant M. G... souffrait habituellement un peu, et la moindre marche, le froid, les variations atmosphériques le fatiguaient beaucoup. Nous opérâmes d'abord sa jambe droite, résolu d'en attendre la guérison complète, avant de songer à l'autre. Les aiguilles furent extraites le quatrième jour, et la tumeur résorbée entièrement le onzième. Pendant ce temps, le malade ne garda pas un seul jour le repos au lit, il n'éprouva pas de douleurs notables, but et mangea modérément. Au treizième jour, il marcha, et l'on vit alors que l'oblitération s'étendait jusque vers la partie moyenne de la jambe, et s'arrêtait là court dans une tumeur sanguine, d'où partait une branche transversale, contournant la jambe en dehors, et descendant jusqu'au dos du pied. Cette branche transversale présentait une multitude de dilatations. Nous l'opérâmes à la distance de trois travers de doigts de la tumeur précédente où s'arrêtait l'oblitération de la saphène. Nous enlevâmes à la fin du troisième jour les aiguilles qui étaient encore fort adhérentes dans la tumeur celluleuse qu'elles avaient développée. Leur arrachement causa de la douleur, mais nulle suppuration ne suinta par les petites plaies. En même temps que cette tumeur cellulaire se résorba, l'oblitération gagna toute la branche transversale, et s'étendit jusque dans ses rameaux les plus inférieurs, dont quelques-uns formaient des dilatations autour de la malléole externe et sur le pied. Malgré cette nouvelle opération, la tumeur variqueuse que nous avons signalée précédemment sur le tronc de la saphène, persista aussi bien que toutes les dilatations de la face interne et antérieure du bas de la jambe. Cette persistance opiniâtre des varices nous fit soupçonner qu'elles étaient entretenues par une branche anastomotique s'ouvrant directement des veines profondes dans les superficielles, et que cette anastomose existait dans la tumeur variqueuse où s'était arrêtée l'oblitération du tronc. En conséquence, nous opérâmes en même temps, un travers de main au-dessus des malléoles, deux branches qui venaient s'aboucher l'une dans l'autre à peu de distance de la tumeur. Dès le lendemain de l'application de ces nouvelles aiguilles, des caillots durs existèrent et dans la tumeur et dans toutes les dilatations de la face interne de la jambe et du dos du pied. Le quatrième jour après leur implantation, les aiguilles furent enlevées, et les tumeurs furent résorbées au douzième. Mais avant cette époque, toutes les dilatations variqueuses avaient complétement disparues, et les veines étaient inappréciables. Ainsi fut terminée en moins de quarante jours, la cure de ces dilatations variqueuses qui exigèrent tant d'opérations. M. G... n'éprouva, pendant tout ce temps, pas le moindre malaise, et ces élancements que nous avons jusqu'à présent si souvent observés, ne se firent sentir que deux ou trois fois.

Il est vrai que nos opérations ne furent que consécutives les unes aux autres, et que si nous les eussions pratiquées toutes en même temps, il fut peut-être survenu des accidents. Cependant il n'y a pas de doute que si toutes eussent été faites à la fois, le malade eût été guéri beaucoup plus promptement. Nous verrons plus loin, douzième observation, que ces accidents ne sont guère à redouter; que plus le nombre des aiguilles a été considérable, plus l'oblitération est prompte et assurée, parce que les points d'adhésion sont plus multipliés.

Cette observation, en nous faisant remarquer qu'on peut isolément oblitérer une branche veineuse, sans que le système de la veine principale en souffre, donne pour précepte de n'oblitérer que les branches, lorsqu'elles sont seules le siége des dilatations. Elle nous indique ensuite un des mécanismes à l'aide desquels la circulation se perpétue dans les veines, mécanisme contre lequel on ne peut agir que médiatement. En effet, la tumeur variqueuse peut être considérée comme un réservoir dans lequel s'ouvraient une branche collatérale, une anastomose profonde et le tronc de la saphène. Si j'eusse pu agir sur l'anastomose profonde, une seule opération eût suffi; car j'eusse alors mis obstacle au passage direct du sang des veines superficielles dans les profondes : mais comme cela est extrêmement difficile, pour arrêter cette circulation et faire cesser les varices, il a fallu absolument agir sur les conduits afférents, savoir : la branche collatérale et le conduit inférieur de la saphène. Nous trouverons dans l'exposé du fait suivant beaucoup d'analogie avec celui qui précède : cependant la branche collatérale s'ouvrait dans le tronc de la saphène bien au-dessus de la tumeur variqueuse qui recevait l'anastomose profonde. Aussi j'ai tout lieu de croire que nous eûmes tort d'opérer cette collatérale, avant d'avoir opéré le tronc principal au-dessous de la tumeur.

Septième Observation. Un paysan, âgé de 26 ans, et robuste, portait à la partie interne et antérieure de la jambe gauche, plusieurs paquets de varices survenus il y avait six ans. Il éprouvait de vives douleurs, et disait que chaque année de nouvelles varices se développaient. Nous l'opérâmes chez lui, lui recommandant d'enlever les aiguilles à la fin du cinquième jour, de garder le repos, de manger peu, et de venir nous voir en voiture, au bout de vingt jours. Il habitait loin de nous, et nous ne pouvions le suivre. Vingt jours expirés, il vint, et nous trouvâmes la saphène oblitérée jusques vers les trois quarts supérieurs de la jambe. L'oblitération s'arrêtait à l'embouchure de la collatérale interne qui conservait toutes ses dilatations. Deux pouces au-dessous de cette embouchure, se trouvait sur le tronc de la saphène une tumeur fortement dilatée. La branche collatérale fut d'abord opérée, mais ses dilatations seules disparurent, et toutes celles du tronc persistèrent. Le paysan qui était parti avec ses aiguilles implantées, qu'il devait enlever comme il avait enlevé les autres, revint au vingt-cinquième jour. Nous acupuncturâmes alors le tronc de la saphène un peu au-dessous de la tumeur. Le malade partit encore, chargé une troisième fois de l'extraction des aiguilles. Je l'ai revu au bout d'un mois parfaitement guéri.

Le résultat constant obtenu dans les précédentes observations laisse peu à dire sur le phénomène de l'oblitération des veines dilatées et de leur tranformation secondaire en tissu ligamenteux. Ce phénomène s'accomplit si bénignement qu'il est difficile d'opposer de réelles objections au procédé qui le produit. Mais il est un autre phénomène concomitant et même antécesseur de l'oblitération sur lequel nous voulons appeler l'attention. En effet, nous avons observé que toutes les fois qu'il y avait gonflement œdémateux du membre, cette tuméfaction diminuait rapidement dès que l'oblitération était commencée. Les fonctions physiologiques des veines et la marche de cet œdème nous portent à croire qu'il est entièrement dû à une dilatation du réseau vasculaire sanguin, et non à un épanchement séreux. Car si l'épanchement existait, il devrait persister opiniâtrement après l'oblitération des veines, puisque celles-ci doivent le résorber. Nos observations suivantes tendront à établir ce principe, et prouveront que le plus souvent le gonflement du membre tient à la dilatation des capillaires sanguines. Delpech frappé de ce qu'il voyait des varices tantôt avec, tantôt sans œdème du membre, avait essayé de séparer ces deux lésions; mais Delpech se trompait peut-être sur le mécanisme de production et sur le siége réel de cet œdème; s'il l'eut expliqué comme nous, il eut compris pourquoi il paraît de bonne heure ou fort tard, suivant que la phlegmasie commence par les capillaires ou les gros troncs.

§ II.

Des dilatations veineuses avec ulcères guéries par notre procédé.

Huitième Observation. Schmith (Paul) ébéniste, âgé de cinquante-huit ans, né à Erfurt, d'une constitution jadis forte, mais détériorée par la misère et de longues souffrances, était venu à Aix en juin 1834, pour essayer d'y guérir, en se confiant à la générosité publique, un ulcère variqueux qui le contraignait à marcher avec des béquilles depuis 14 mois. Nous examinâmes ce malade le 20 juin avec notre ami le docteur Despine fils, et arrêtâmes qu'il serait opéré le 25.

Dans son interrogatoire, nous apprîmes qu'il portait ces varices depuis plus de trente ans; que déjà trois ulcères s'étaient succédés sur cette jambe; que guéris par le repos, ils étaient reparus dès que le malade avait repris ses travaux. A l'examen du membre, nous observâmes que de nombreuses et volumineuses varices parsemaient la jambe gauche, s'étendant jusqu'au-dessous des malléoles, et ne remontant pas au-dessus du genou, qu'un ulcère sanieux, d'aspect désagréable, fongueux et sanguinolent dans son centre, dentelé au pourtour, avait rongé une large surface des chairs au-dessus de la malléolle interne. La surface détruite était égale à une pièce de cinq francs. Cet ulcère profond de deux à trois lignes, comptait dix-huit mois d'existence. Le membre était pesant, douloureux et œdémateux, de façon que la mesure de sa circonférence donnait trois pouces en plus qu'à la jambe droite. Son tissu cellulaire, condensé et épaissi autour des vaisseaux variqueux, offrait une dureté analogue à la callosité et simulait des nodosités de périostoses.

Après trois jours de compression sur le tronc de la saphène, le malade fut opéré sans qu'il témoignât la moindre douleur. Les aiguilles furent assujetties par un fil et le malade garda le repos. Peu après l'opération, il survint de l'engourdissement dans le membre, et une légère démangeaison au point piqué : mais dès le lendemain ces symptômes cessèrent et furent remplacés par une légère rougeur de la peau autour des points piqués, par un gonflement commençant développé dans le tissu cellulaire ambiant. En même temps on put déjà reconnaître des caillots coagulés dans toutes les dilatations variqueuses; mais ces caillots étaient surtout durs et appréciables dans la moitié supérieure de la jambe. Le gonflement œdémateux du membre n'a pas été encore diminué, mais l'ulcère a déjà changé de nature. Les bourgeons charnus ne sont plus sanguinolents, ils se sont un peu affaissés, et paraissent plus fermes. Les douleurs que le malade éprouvait avant l'opération, ont complétement cessé;

il est de son avœu mieux qu'il n'a été depuis fort longtemps. (*Prescrip.* Alimentation ordinaire, application de compresses trempées dans l'eau saturnée sur la jambe.)

Du deuxième au quatrième jour, le volume de la jambe a diminué d'un pouce et plus; l'ulcère, par le fait de cet affaissement, se trouve exhaussé de manière à se trouver presque à fleur de peau. Il est de bonne nature et donne une suppuration franche. En même temps la tumeur celluleuse des aiguilles a acquis le volume voulu et détermine de la gêne. Les aiguilles sont extraites, quoiqu'encore fort adhérentes. (*Prescrip.* On continue l'application de l'eau astrigente).

Vers le sixième jour après l'opération ou deux jours après l'extraction des aiguilles, la tumeur cellulaire s'est encore accrue, la jambe est redevenue égale en volume au membre sain, l'ulcère tend à une prompte cicatrisation, les caillots sanguins déposés dans les tumeurs variqueuses sont inappréciables au palper, et les duretés cellulaires formées par la condensation de ce tissu autour des vaisseaux, diminuent notablement. Schmith abandonne ses béquilles, et va de chez lui à l'établissement avec un seul bâton. Il prend dix jours de suite une douche locale sur sa jambe, et se promène chaque jour un peu sans souffrir.

Enfin, le quinzième jour après l'opération, on reconnaît manifestement que l'endurcissement cellulaire qui formait des nudosités, des callosités, des gouttières, a complétement cessé : que toutes les dilatations veineuses sont revenues sur elles-mêmes, au point que les troncs veineux ne peuvent plus être aperçus. Le volume du membre est à l'état normal, l'ulcère de la jambe est diminué des trois quarts, tandis que le reste, nivelé à fleur de peau, n'attend que la production de cette membrane. Schmith part et reprend ses travaux. Il vient nous remercier trois mois après, parfaitement guéri. Toutefois il nous fit observer qu'il lui était survenu dans le membre de ces vifs élancements déjà signalés ; que ces élancements avaient toujours été en rapport du travail qu'il avait fait, que plus son travail était pénible, plus ses douleurs étaient aigües, et qu'elles arrivaient de préférence le soir après son travail ou pendant la nuit au milieu de son sommeil. Ces élancements subits et analogues, dit-il, à une multitude de pointes d'aiguilles, partirent d'abord de la partie moyenne de la jambe, puis descendirent et ne s'arrêtèrent que lorsque leur point de départ fut vers les malléoles.

Cette guérison a été constatée par M. le professeur Lallemand, par M. le docteur Cameron d'Edimbourg et par tous les médecins exerçant à Aix.

Neuvième observation. Petit (Antoine), ouvrier forgeron à Lyon, d'une constitution musculaire sanguine, portait aux deux jambes de nombreuses varices survenues sans cause appréciable. Toutefois Petit avait une taille élevée, la faiblesse des tissus cutanés de ses jambes contrastait singulièrement avec le développement musculaire sous-jacent. La jambe droite, plus particulièrement affectée que la gauche, avait en outre un ulcère chronique de quatre mois d'existence. Cet ulcère irrégulier, découpé, sanguinolent et profond pouvait équivaloir à un pouce de surface; il était situé au-dessus de la malléole externe; confluent à une multitude de dilatations, il avait été deux fois le siége d'une hémorragie qui conduisit chaque fois le malade à une longue syncope.

Le malade portait habituellement un bas lacé, malgré lequel le membre était œdémateux et deux pouces et quart plus volumineux que l'autre. Cet œdème, loin d'être aussi ancien que les dilatations variqueuses, n'était survenu que depuis dix-huit mois.

En juin 1833, nous opérâmes ce malade, avec hésitation cependant, car il fut le premier homme sur lequel nous fîmes l'essai de notre méthode. Tout marcha pour le mieux et sans accident. Du quatrième au cinquième jour, nous enlevâmes les aiguilles, de prompts caillots remplirent toutes les varices, l'œdème, au sixième jour avait complétement cessé, l'ulcère nivelé par cette rétrocession de l'œdème fut cicatricé au dix-neuvième jour, et Petit débarrassé de l'affection qui deux fois avait compromis son existence. Il reprit ses travaux un mois après l'opération, étant dans la meilleur état possible, et partit bientôt sans que j'aie pu le revoir.

Dixième observation. Nous avons opéré à Aix un autre malade, âgé de cinquante-quatre ans, qui se trouvait dans une position semblable à celle de Petit. Comme chez lui, développement musculaire, peau sans rétractilité, haute taille, dilatations variqueuses de vingt ans, œdème de vingt-cinq mois, ulcère de treize mois; une seule hémorragie déterminée par un saut et la rupture consécutive d'un vaisseau au centre de l'ulcère. Au vingt-cinquième jour après l'opération, l'œdème l'ulcère, les dilatations variqueuses n'étaient plus. Il éprouva encore après sa guérison, et pendant une vingtaine de jours, de subits élancements dans le membre opéré.

Onzième observation. Madame D... à Chambéry, mère de plusieurs enfants, d'une constitution nervoso-lymphatique, portait aux deux jambes de nombreuses varices. La jambe droite avait sur le dos du pied en dehors et près de la malléole externe, un ulcère chronique extrêmement douloureux; elle y souffrait surtout après la moindre marche, comme lors des variations atmosphériques; mais parmi ces causes il n'en était point qui agit avec autant d'intensité que le froid. Cet ulcère suppurait fort peu, il était boursouflé, rouge, fongueux; s'il se cicatrisait sur l'un de ses bords, il s'étendait par l'autre, et comptait ainsi trois ans d'existence. Le membre dont la peau était lâche, sans tonicité, s'œdématiait cependant peu. Les varices étaient réunies par tumeurs tellement agglomérées vers le genou qu'on ne pouvait reconnaître le trajet de la saphène.

Le lieu d'élection pour l'implantation des aiguilles étant difficile à saisir, nous opérâmes, ainsi qu'il nous était déjà arrivé (*quatrième obs.*), une dilatation isolée que nous trouvâmes un peu en dessous du condyle interne, et que nous soupçonnâmes, à cause de sa position, appartenir au tronc de la saphène. Le résultat prouva que nous avions bien réussi, car l'oblitération survint fort méthodiquement. Au moment de l'implantation de la seconde aiguille, il s'écoula une goutte de de sang par les bords de la plaie, mais ce fut sans accident consécutif.

Le développement de la tumeur solide autour des aiguilles fut assez tardif; ces dernières ne furent extraites que le sixième jour. A cette époque les douleurs de l'ulcère avaient tout-à-fait cessé, cet ulcère lui-même avait changé de nature, et tendait à la cicatrisation qui fut achevée au quinzième jour. Les dilatations variqueuses de la partie inférieure de la jambe existaient encore; elles ne disparurent complétement que vers le quarantième jour après l'opération.

La cicatrisation de l'ulcère quand les varices qui l'entourent persistent encore, est un fait fort remarquable dont nous tirerons parti. On ne doit pas songer à l'attribuer aux médicaments topiques que nous employâmes, car nous observerons que pour toute médication, soit sur la jambe, soit sur la plaie, nous n'avons appliqué qu'un peu d'huile d'olives, afin d'empêcher l'agglutination du linge.

Douzième observation. Un Suisse, ouvrier maçon, agé de trente-trois ans, s'était piqué la jambe gauche avec une épine, il y avait douze ans, et cette piqûre avait déchiré légèrement une des branches de la saphène, car la plaie donna beaucoup de sang. On employa contre cette plaie rébelle la cautérisation avec le nitrate d'argent. La jambe qui s'était, dès le lendemain de la lésion, un peu enflée, soit propagation de l'inflammation le long des vaisseaux veineux, soit excitation par le caustique, continua à se tuméfier davantage; toutes les veines se dessinèrent largement, et les douleurs qui avaient commencé à paraître dès le moment de l'enflure, s'augmentèrent. Sur ces entrefaites, le malade fut frappé assez violemment par un éclat de roches, sur la plaie qui n'était point encore cicatrisée, quoiqu'elle datât de plus de quarante jours. La contusion produite y laissa bientôt un sphacèle qui dégénéra en ulcère chronique. De grands soins et le repos firent cesser cet ulcère après quatre mois de durée: mais les douleurs et l'enflure persistaient, sans tumeurs variqueuses toutefois, et pour peu que le malade travaillât huit jours, il lui fallait autant de repos; pour peu qu'un moindre choc touchât la jambe, un nouvel ulcère arrivait; de sorte que ce pauvre maçon était toujours dans une position souffrante, ou tellement équivoque qu'il n'osait travailler. La maladie comptait plus de trois ans d'existence lorsque les tumeurs variqueuses commencèrent à se former. L'ulcère existant aujourd'hui date de quinze mois, les varices réunies en tumeurs ont atteint un grand volume, le tissu cellulaire est fortement condensé autour de ces vaisseaux dilatés.

Par la compression exercée pendant trois jours sur le trajet de la saphène, nous crûmes reconnaître que la circulation continuait dans la plupart des tumeurs variqueuses, que par conséquent il existait quelque anastomose profonde, et comme le malade ne pouvait rester longtemps sans travailler, nous opérâmes à l'instant et le tronc de la saphène vers le genou et quatre de ses branches principales à peu de distance de leur embouchure. Ces cinq opérations eurent un commun résultat, et ne déterminèrent pas plus d'accident que si nous n'en n'eussions pratiqué qu'une. Les aiguilles des branches furent extraites le quatrième jour, et celles du tronc le cinquième.

La guérison elle-même fut très prompte, car au cinquième jour l'œdème cessa, l'ulcère fut cicatrisé au quatorzième; au seizième toutes les varices étaient inappréciables, et au vingtième le malade reprit ses occupations. Je l'ai revu six mois après; il jouissait d'une parfaite santé, et n'avait jamais éprouvé ces élancements si communs aux autres opérés.

Cette observation pleine d'intérêt présente plus d'un point à remarquer. D'abord la veine est blessée, l'inflammation ou l'irritation des parois se propagent, les veines se dessinent fortement; dès lors apparition de l'enflure et des douleurs; l'enflure persiste et les tumeurs variqueuses ne se développent que tardivement, probablement parce que l'inflammation qui devait concourir à les former, ne marcha que lentement dans ces vaisseaux eux-mêmes. L'espace de temps existant entre la formation des tumeurs variqueuses et le commencement du gonflement œdémateux, prouve que ce dernier peut se montrer indépendant des varices. A quoi donc l'attribuer, si ce n'est à la dilatation des capillaires veineux qui aurait précédé celle des troncs. Cette explication devient plus que probable si l'on remarque que cette tuméfaction n'est pas inflammatoire, qu'elle n'offre pas tous les caractères de l'œdème, qu'elle ne reconnaît certainement pas pour cause l'obstacle à la circulation, qui n'existe point encore, ni l'affaiblissement des veines qui n'a fait que la suivre. Si cette proposition était démontrée, il en résulterait que, comme les varices sont le caractère de la dilatation des gros troncs, de même l'enflure est le caractère de la dilatation des vaisseaux sanguins capillaires. On peut encore signaler ici la vérité de ce que nous avons dit (sixième observation), vérité qui sera fortifiée par l'observation suivante, savoir que le nombre des aiguilles implantées, loin d'être un obstacle à la guérison, l'assure et l'active en établissant sur les vaisseaux qui doivent s'oblitérer de nombreux points d'adhésion.

Treizième observation. Poncet, canu, âgé de vingt-huit ans, s'était, il y a trois ans, déchiré la partie moyenne de la face antérieure de la jambe, cette déchirure assez profonde laissa fluer beaucoup de sang; l'application des bandelettes ne put la guérir. Le membre devint douloureux, s'enfla et les veines commencèrent à se dessiner : toutefois elles ne sont arrivées à dilatation manifeste que depuis treize à quinze mois, encore cette dilatation n'atteignit-elle que les branches qui concourent à former le tronc de la saphène, sans affecter ce tronc lui-même. Deux ulcères variqueux existent, l'un sur le corps de la jambe, c'est la continuation de la déchirure, l'autre sur le dos du pied, compte deux mois d'existence; tous deux sont également douloureux; la moitié inférieure de la jambe est fort enflée.

Après deux jours de compression sur la saphène, le malade est opéré; mais comme le tronc lui-même, audessus de l'ulcère de la jambe ne présentait aucune dilatation, pour le conserver nous opérâmes toutes ces grosses branches dilatées, ce qui nous fit faire ainsi cinq implantations d'aiguilles. Toutes ces branches s'oblitérèrent méthodiquement, l'ulcère du dos du pied s'amenda. Mais la circulation continuant par le tronc de la saphène, celui de la jambe resta stationnaire et douloureux; il fallut donc l'oblitérer. L'ulcère dès le lendemain changea de nature, l'enflure qui avait d'abord diminué par l'oblitération des branches cessa au quatrième jour; et Poncet fut guéri complétement au trente-unième jour, et le quatorzième après l'opération du tronc de la saphène.

Nous rappellerons encore ici que, pour isoler parfaitement les résultats de nos opérations, nous n'appliquâmes sur les ulcères de nos malades aucune autre médication qu'un peu d'huile. Ainsi, si deux faits pouvaient avoir quelque valeur, nous dirions que l'implantation de nombreuses aiguilles n'est point à redouter. Ce sera à l'expérience postérieure à prononcer sur la question de savoir si les avantages qu'elles procurent appliquées en grand nombre, peuvent être contrebalancés par des accidents subséquents. Il est certain que si nous eussions opéré la saphène en même temps que les branches, le malade eût été guéri quinze jours plus tôt.

Quatorzième observation. M. B.., afin de s'exempter du service militaire se fit, en 1814, blesser à la jambe droite par un chirurgien officieux.

Le membre se tuméfia lentement, devint douloureux, et un ulcère chronique ne tarda pas à s'établir. Dix-huit à vingt mois après, des tumeurs variqueuses parurent, augmentèrent de nombre et devinrent fort volumineuses et fort nombreuses. Un traitement bien approprié conserva stationnaire l'ulcère qui avait grande tendance à s'étendre, et qu'on ne put jamais amener à cicatrisation. Le malade lui-même n'essayait pas à le guérir, parce que toutes les fois que la suppuration qu'il avait l'habitude de produire se modérait, il souffrait beaucoup plus : il allait même jusqu'à limiter son existence à la durée de cet écoulement. Outre cet ulcère variqueux ancien, M. B... avait encore une dartre vésiculaire dont les boutons revenaient périodiquement, déterminaient une démangeaison extrêmement vive, se desséchaient et laissaient après eux des croûtes légères qui se détachaient par pellicules.

M. B..., malgré sa peur, se fit opérer ; l'enflure cessa vers le huitième jour, l'ulcère fut cicatrisé au vingt-unième ; mais l'oblitération marcha lentement dans les tumeurs variqueuses, car ces tumeurs étaient encore dilatées au bas de la jambe quand l'ulcère était guéri ; elles ne s'affaissèrent complétement qu'au quarantième jour.

La dartre changea elle-même de nature, car peu après l'implantation des aiguil es, on vit toute la surface de la jambe et du pied se recouvrir de boutons vésiculaires qui s'ouvrirent promptement et déterminèrent une vive démangeaison que je calmai avec une pommade au sous carbonate de plomb. Lorsque les croûtes se furent formées et que le malade put marcher, il alla à l'établissement thermal d'Aix, prendre quelques douches, dont l'effet fut heureux. La peau se dépouilla de ces pellicules, perdit sa rougeur, reprit pour ainsi dire une vie nouvelle. M. B... partit; je ne sais ce qu'est devenue la dartre.

Quinzième observation. Murguet de Marliots, à Aix, âgé de quarante-un ans, de robuste constitution, portait de temps immémorial, aux deux jambes, des varices qui étaient plus nombreuses et plus volumineuses du côté droit; outre ces dilatations, cette jambe avait encore un ulcère sanguinolent situé un travers de main au-dessus de la malléole externe, irrégulièrement découpé, bleuâtre, granulé et extrêmement douloureux. Ces douleurs, exaspérées par le moindre travail ou une variation atmosphérique, laissaient fort peu de repos au malade depuis près de cinq mois; l'ulcère en comptait treize d'existence, et avait été précédé par deux autres qui s'étaient successivement cicatrisés. Le membre était de deux pouces plus enflé que le gauche; cette enflure, moins ancienne que les dilatations veineuses, se manifesta pour la première fois il y a cinq ans, époque où survint le premier ulcère. C'est en novembre 1835 que nous opérâmes ce malade, nous enlevâmes les aiguilles vers la fin du sixième jour et nous appliquâmes à l'instant un bandage compressif sur tout le membre.

Murget qui habitait la campagne, débarrassé des aiguilles voulut partir, et ne revint nous voir que trente jours après ; il était alors parfaitement guéri, ne souffrait point : on pouvait seulement remarquer que les dilatations variqueuses les plus inférieures n'étaient point encore complétement disparües.

Seizième observation. Claude Palatin, de Saint-Affeuge près d'Aix, âgé de quarante-trois ans; laboureur, d'une bonne constitution, avait eu dans sa jeunesse une luxation spontanée de la cuisse gauche qui, par suite de ce déplacement, perdit de son volume et de sa force. Vers l'adolescence les veines de ce membre se dilatèrent insensiblement, puis se réunirent en tumeurs ; le membre s'enfla, et bientôt chaque été survint un ulcère qui se cicatrisait pendant l'hiver. Déjà neuf de ces ulcères se sont régulièrement succédés : enfin le dernier est stationnaire depuis deux ans, situé sur la face antérieure du tibia, au-dessus de la malléole interne, de la largeur d'une pièce de cinq francs, il est bourgeonné; ces bourgeons sont rouges, boursoufflés, mous, saignent facilement surtout par la marche et le travail, et sont le siége d'élancements continuels et de douleurs très aiguës, ils ont même plusieurs fois été frappés de gangrène. La peau, tout autour de l'ulcère et dans une étendue de près de deux pouces, est épaisse, condensée, rouge.

Le membre tuméfié œdémateux offre un pouce de plus de circonférence que la jambe droite.

Le trois juin 1835 nous opérâmes ce malade, en pratiquant une seule implantation sur le tronc de la saphène. Dès le six juin, l'enflure a tellement diminué, que le volume du membre est aujourd'hui d'un demi pouce plus petit que celui de la jambe droite; de sorte qu'en moins de trois jours le volume du membre malade s'est amoindri d'un pouce et demi, et il est ainsi revenu à son état naturel.

La tumeur celluleuse ne se développa que fort lentement autour des aiguilles, et ce ne fut qu'au septième jour que nous les enlevâmes.

Tout allait bien, la tumeur celluleuse décroissait, l'ulcère avait changé d'aspect et se cicatrisait, lorsque le dix juin, Palatin éprouva des malaises généraux en tout semblables à ceux produits par un embarras gastrique; un purgatif salin qui l'évacua six fois, le remit.

Le seize juin il devait partir; mais il s'exposeau sortir du lit à l'air frais, et à onze heures il est pris de frissons suivis de chaleur et de sueurs, la bouche devient amère, pâteuse, il y a douleur épigastrique vive, accompagnée de vomissements bilieux entrecoupés de hoquets fréquents; le pouls accéléré est dépressible, petit, la tête pesante; abattement général; toutes les glandes lymphatiques du pli de l'aine de la jambe opérée se sont engorgées; leur tuméfaction égale le volume d'une grosse noisette. Cependant la jambe malade a continué à s'améliorer, elle n'est le siége d'aucune rougeur, d'aucune douleur superficielle ou profonde, d'aucun gonflement. Palatin est évacué par haut et par bas à l'aide d'un émétocathartique composé de sulfate de soude ℥j et émétique gr. 1.

Le dix-sept il est mieux, il a encore du hoquet, la bouche est toujours amère, la langue chargée; borborigmes intestinaux, sueurs abondantes pendant trois nuits de suite, fièvre continue (orge gommée, diète).

18 juin. L'état saburral précédent persiste, l'engorgement glanduleux a peu diminué, il y a moins de fièvre, une médecine purgative suffit pour remettre le malade qui part le 21, ayant son ulcère au trois quarts cicatrisé. Le docteur Cameron d'Edimbourg a bien voulu suivre avec nous ce malade pendant tout le temps de sa cure.

Nous l'avons revu fort souvent; nous l'avons encore examiné le 15 janvier 1836 : l'état actuel de la jambe est aussi satisfaisant que celui de la jambe qui n'a jamais été malade. Une peau solide et résistante existe à la surface de l'ulcère; cette peau bien organisée, ne ressemble point à la surface pelliculaire d'une cicatrice, car on a peine à distinguer si jamais il y a eu ulcère à sa place : l'auréole de peau condensée et rougie, a elle-même repris son état normal ; les varices ont complétement disparu, seulement la circulation continue encore dans quelques veines tégumentaires de la partie inférieure de la jambe, mais ces veines sont loin d'être dilatées. On reconnaît sur la jambe le lieu où siégaient les tumeurs variqueuses, à l'amincissement de la peau produit par ces anciennes tumeurs, amincissement qui restera probablement toujours le même. La jambe, moins l'infirmité produite par la luxation, est aussi forte que l'autre; Palatin n'y souffre point, elle ne se gonfle jamais, quoi qu'il se livre aux plus rudes travaux agricoles.

Nous avons placé cette observation la dernière, parce que c'est le seul cas où nous ayons observé des accidents après l'application de notre méthode. Chez le malade de la première observation, sujet d'un tempérament fort analogue à celui-ci, il y eut disposition a quelque chose de semblable, mais les symptômes furent loin d'arriver à cette intensité. L'opération a bien pu être la cause occasionelle du développement simultané de l'engorgement des glandes de l'aine, et de l'embarras gastro-intestinal, mais à coup sûr, elle n'a pas concouru d'une autre manière à ce développement. Ce sujet était sous l'influence de quelqu'autre cause morbide.

Nous pouvons donc dire que partout et comme résultat unique, nous avons observé la cessation des douleurs existantes, l'oblitération s'accomplissant sans fièvre, sans douleur, sans malaise même, s'étendant de proche en proche à l'insu du malade ; nous avons vu l'enflure diminuer ou même disparaître du jour au lendemain, l'ulcère se cicatriser rapidement, et même avant que l'oblitération eut gagné les vaisseaux circonvoisins. Nous aurions pu, et nous aurions peut-être dû, signaler les changements qui surviennent chaque jour dans cette triple série de faits ; mais comme dans toutes les observations les choses se sont constamment passées de la même manière, nous nous résumerons en disant séparément deux mots; 1o sur la marche de l'oblitération; 2o sur la rétrocession de l'enflure ; 3o sur la cicatrisation de l'ulcère.

1o Peu après l'implantation des aiguilles et en même temps que le tissu cellulaire se gonfle autour d'elles, les tumeurs variqueuses deviennent dures et résistantes par l'agglomération des molécules sanguines qui s'y trouvaient contenues, et qui soustraites à la circulation se transforment en caillot. Ce caillot peut être déjà appréciable dans les tumeurs, dès le lendemain de l'opération ; il commence à se former dans les dilatations les plus rapprochées du point opéré, puis il descend insensiblement de jour en jour, et n'atteint quelquefois les dilatations inférieures de la jambe qu'un mois après l'opération. D'autre fois l'oblitération des vaisseaux s'accomplit dans toute l'étendue variqueuse, sans que le caillot ait été bien manifestement appréciable ; d'autre fois enfin on ne l'aperçoit que dans quelques dilatations et jamais dans d'autres. Ce caillot ne tarde pas à se résorber, et en même temps que s'accomplit cette résorption, les dilatations veineuses s'affaissent, reviennent sur elles-mêmes, et finissent par disparaître complétement. Mais cette résorption du caillot, n'a pas toujours une marche uniformément progressive et lente ; il arrive parfois qu'elle se fait subitement en vingt-quatre heures, et de nouveau sang fluide vient dilater les tumeurs. Dans ce cas on observe toujours que cette dilatation est moins grande qu'elle ne l'était avant l'opération ; le sang s'y coagule de nouveau, et l'oblitération gagne en étendue. C'est communément du septième au treizième jour après sa formation que le caillot a complétement disparu, et que la portion de veine où il siégeait est oblitérée au point d'être inappréciable.

Voilà ce qu'il y a d'apparent et de palpable dans l'oblitération. Ne se passe-t-il pas des phénomènes plus cachés dans les capillaires ? Cette question que résoudra sans doute plus tard l'anatomie pathologique, est naturellement suggérée par le fait de la disparition si rapide de l'engorgement œdémateux des membres, et le changement d'aspect également prompt qu'éprouvent les ulcères, bien avant que l'oblitération ait pu parvenir des troncs aux rameaux. Cette marche, cette succession des phénomènes tendent à prouver que l'occlusion ou plutôt la disparition du calibre des vaisseaux commence par les radicules. Nous avons établi en effet, et nous allons établir tout à l'heure plus positivement encore, que le gonflement du membre est dû en grande partie à la dilatation des réseaux vasculaires. Lors donc que ce gonflement cesse, on doit croire à sa disparition ou à l'affaissement de ces capillaires. L'ulcère à son tour, qui cesse de donner du sang, et dont les bourgeons changent de nature, ayant aucun signe d'affaissement dans les tumeurs sanguines, ne peut éprouver ces heureuses modifications que par l'occlusion des vaisseaux afférents. Nous verrons bientôt quelle est l'influence de cette oblitération sur la cicatrisation des plaies en général, et nous chercherons à en tirer bon parti.

2° On a pu voir d'après nos observations que lorsque le membre variqueux est gonflé et comme œdémateux, ce gonflement disparaît communément du troisième au cinquième jour après l'opération. Mais cet engorgement est-il dû à une extravasion séreuse, ou n'appartient-il qu'à une dilatation générale des radicules du système à sang noir? A l'appui de cette dernière opinion que nous avons déjà adoptée, nous ferons valoir les raisons suivantes : 1° Cette tuméfaction n'offre pas tous les caractères de l'œdème, puisque bien souvent elle ne conserve pas l'impression du doigt, et que la section de la peau ne donne lieu à un sentiment séreux qu'autant que la maladie étant fort ancienne et la tuméfaction considérable tiennent à la fois de l'œdème et de la dilatation capillaire veineuse. 2° Elle présente une marche et des caractères qui ne peuvent appartenir à l'œdème, puisque l'oblitération des veines chargées en grande partie de l'absorption séreuse, au lieu de l'augmenter, l'a fait disparaître. Il devient donc à peu près certain que l'œdème des variqueux, mieux désigné sous le nom d'enflure variqueuse, est dû à la dilatation générale des radicules à sang noir, à ce que les allemands appelent veinosité. Cette dilatation est tantôt déterminée par une irritation chronique, alors elle précède la formation des tumeurs du tronc veineux, tantôt elle est consécutive aux varices de ce tronc; sa production dans ce second cas paraît toute mécanique. Le gonflement qui forme l'un des caractères de l'inflammation, n'est-il pas en partie dû à une dilatation semblable? et la douleur ne la reconnaît-elle pas pour cause?

3° Dès l'affaissement des tissus œdématiés, ou mieux enflés, l'ulcère qui antérieurement était profond, se trouve singulièrement exhaussé, et déjà sa surface a changé de nature. Une lymphe épanchée par les bourgeons succède à la suppuration sanieuse. Protégés par cette lymphe, les bourgeons s'affaissent, se durcissent et une membrane s'organise à leur surface. Il est vraiment surprenant de voir avec quelle rapidité cette lymphe remplace la sanie : il faut indispensablement pour qu'une si prompte succession s'établisse, qu'il y ait eu un changement d'état dans tous les vaisseaux afférents de cette sanie sanguinolente. Le changement survenu dans l'état des bourgeons l'annonce aussi et confirme l'opinion de l'oblitération des petits vaisseaux.

Ainsi donc l'oblitération des vaisseaux veineux a une prompte et grande influence sur la cicatrisation des plaies. C'est là un fait qui mérite de fixer l'attention des chirurgiens, et pour la vérification duquel notre méthode, qui nous l'a fait entrevoir, offre des moyens faciles, en même temps qu'elle permet d'en étendre les heureuses applications.

Quelle est, en effet, la plaie ancienne, l'ulcère, où l'irritation n'ait pas dilaté les vaisseaux qui s'y rendent? et cette dilatation n'est-elle pas la cause principale qui les entretient et les fait résister opiniâtrement à toute médication? Exemples :

§ III.

Observations d'ulcères sans tumeurs variqueuses, guéris par notre méthode.

Dix-septième observation. Damois, forgeron, d'une bonne constitution, s'était il y a onze mois, blessé involontairement la partie moyenne et antérieure de la jambe droite ; peu après cette lésion, la jambe enfla et devint douloureuse, le malade continua ses travaux, la plaie mal soignée dégénéra bientôt en ulcère. Cet ulcère, quelquefois sanguinolent, est aujourd'hui de forme régulière, son fond présente une multitude de bourgeons mollasses, d'où s'écoule une suppuration de mauvaise nature, ses bords sont taillés à pic, tout à l'entour la peau est durcie et rouge dans l'étendue de plus d'un demi pouce; la surface ulcérée équivaut à une pièce de six francs. Les radicules veineuses affluant à cet ulcère sont assez dilatées; mais nulle tumeur variqueuse n'existe dans les branches. Le membre quoique beaucoup plus volumineux que l'autre ne conserve pas l'impression du doigt.

Bien persuadé qu'avant peu de temps de nombreuses dilatations surviendraient dans toute l'étendue du membre, et que les mêmes choses qui se sont passées dans la *quatorzième observation* arriveraient à Damois, nous l'opérâmes en mai 1834.

Le tronc de la saphène fut acupuncturé au-dessous du genou, et le cinquième jour les aiguilles furent enlevées. Au sixième jour l'enflure avait cessé, et les bords de l'ulcère jadis durs, étaient affaissés, un rouge vermeil caractérisait ses bourgeons, d'où s'écoulait pendant les cinq premiers jours une abondante suppuration qui diminua bientôt au point d'être presque nulle au douzième, époque à laquelle l'ulcère s'était rétréci au moins d'un tiers. La peau continua à se produire, et le vingt-deuxième jour après l'opération il n'y avait plus d'ulcère : la portion de peau durcie et rougie, avait elle-même repris son état normal (pendant les cinq premiers jours un cataplasme émollient recouvrit la plaie, pendant le reste, ce fut un plumasseau de charpie recouvert de cérat).

Dix-huitième observation. Pinart, ouvrier en soie, âgé de vingt-huit ans ; de constitution lymphatique, avait eu, il y a quinze mois, à la jambe droite, un érysipèle ambulant assez intense, qui fût arrêté par un vésicatoire placé circulairement autour de la partie moyenne de la jambe. Cet érysipèle persista dix-huit jours, et laissa après lui du gonflement dans le membre. Pinart retourna à ses travaux, s'inquiétant peu de ce gonflement qui était indolent, et se heurta bientôt involontairement sur la face antérieure et moyenne du tibia. A cette contusion succéda un ulcère indolent qui dégénéra en ulcère sanieux, fongueux, dont les bords se taillèrent à pic en même temps que la peau se durcit tout autour. Cet ulcère bourgeonnait quelquefois fort rapidement ; les bourgeons atteignaient la peau, mais se mortifiaient subitement, devenaient d'un noir gangréneux, tombaient, et la profondeur de l'ulcère reparaissait ; à cet ulcère se joignait un gonflement du membre qui conservait l'impression du doigt. On apercevait dans le tissu de la peau des stries vasculaires rosées fort développées. En novembre 1835 nous opérâmes sur cette jambe le tronc de la saphène en dessous du genou. L'oblitération survint, l'œdème cessa, mais lentement et ne disparut qu'au onzième jour; l'ulcère parut d'abord devenir plus profond et se creusa réellement par la destruction de tous les bourgeons charnus existants; ce travail de destruction, irrégulier dans sa marche, fut achevé au seizième jour, époque où les bords s'étaient amollis au point d'être aussi flexibles que le reste de la peau. Dès lors la suppuration sanieuse changea de nature et devint franche; des bourgeons rouges solides s'exhaussèrent insensiblement, se cicatrisèrent, et le vingt-huitième jour après l'opération, le malade fut guéri. Pour toute médication jusqu'à l'époque où l'ulcère changea d'aspect, c'est-à-dire jusqu'au seize, on appliqua à sa surface un cataplasme de farine de lin, et après cette époque, des bandelettes et un plumasseau de cérat.

Dix-neuvième observation. M. Rives, laboureur, âgé de quarante-neuf ans, bonne constitution, avait été piqué, il y a six ans, sous la plante du pied gauche, par une épine qui y resta implantée fort longtemps, et ne sortit que par la formation d'un abcès qui l'expulsa en se faisant jour à la face dorsale du pied; cette plaie eut beaucoup de peine à guérir, et ne le fut qu'après six mois; toute la surface dorsale du pied et le contour des malléoles restèrent œdématiés ; au moindre choc, à la moindre égratignure, des ulcères rebelles s'établissaient, bourgeonnaient vivement et faisaient beaucoup souffrir. Déjà trois de ces ulcères se sont successivement remplacés, aujourd'hui encore il en existe un, peu profond, découpé, à bourgeons mous, sanieux, situé sur la face dorsale du pied, un peu en avant de la malléole interne, il compte cinq mois d'existence, le pied est toujours œdémateux, garde l'impression du doigt ; il est strié de nombreux petits vaisseaux noirs.

Nous opérâmes le tronc de la saphène à son passage vers la malléole interne ; l'oblitération s'en suivit : au huitième jour après l'opération il n'y avait plus d'ulcère ni d'œdème, cependant M. Rives eut pendant un mois après sa guérison chaque soir son pied un peu gonflé.

L'ulcère fut pansé avec du cérat saturné et des bandelettes.

Vingtième Observation. Boucharet, cultivateur, âgé de cinquante-un ans, était venu à Aix pour y faire usage des eaux contre un ulcère calleux qu'il portait à la jambe depuis plus de quatre ans.

Cet ulcère, situé à la partie moyenne de la jambe et sur la face antérieure du tibia, avait détruit une portion de la peau, équivalente à une pièce de 6 francs. Les bords étaient découpés, taillés à pic. Il était blafard et sans bourgeonnement proéminent dans son centre : une suppuration fétide en découlait.

Les bandelettes, la compressions, les bains, les émollients avaient été inutilement employés. Les douches, les bains hydrosulfureux à Aix, excitèrent vivement la plaie, mais sans résultat.

Nous opérâmes en août 1835 le tronc de la saphène au-dessous du genou. L'oblitération survint. Dès l'instant de l'opération nous revînmes aux applications émollientes à la surface de l'ulcère. Sous cette double influence l'ulcère s'améliora bientôt. Au sixième jour la suppuration changea de nature, devint louable ; les bords calleux commencèrent à s'affaisser ; l'ulcère bourgeonna insensiblement, de façon que les bords et le fond furent de niveau au quatorzième. Alors nous appliquâmes du cérat saturné sur la plaie, la peau s'organisa à la surface des bourgeons, et le vingt-sixième jour après l'opération l'ulcère fut guéri.

Ne doit-on pas attribuer les changements rapides survenus dans l'aspect et dans la vitalité de ces vieilles plaies, l'affaissement de leurs bords, le nivellement de leur fond, et leur cicatrisation solide, au nouveau moyen que nous avons dirigé contre elles ? Les traitements ordinaires avaient été tentés sans succès, ou leur succès n'avait été que de courte durée. Nous oblitérons les veines superficielles, et nous guérissons. Il devient alors probable que ces ulcères étaient entretenus par une veinosité locale. Quels sont les signes propres à reconnaître ce genre de causes? Nous ne saurions encore le dire, ayant trop peu de faits pour que nous ayons pu approfondir ce sujet, et nous nous bornerons à signaler l'influence de l'oblitération des veines sur le bourgeonnement charnu, point essentiel sur lequel nous voulions attirer l'attention des praticiens.

RÉSUMÉ.

En récapitulant les faits et les observations que nous venons de consigner dans la troisième partie, nous voyons que sur quatorze sujets affectés de varices simples à différents degrés, nous compterions quatorze succès, si l'un d'eux (*Obs.* 4) avait voulu se soumettre à une seconde opération que nécessitait la disposition des veines de son membre. En effet, les malades n°s 3, 5, 6 et 7, plus patients et plus dociles, ont obtenu de plusieurs acupunctures successives la guérison qu'une première ou même une seconde, bien qu'elles aient réussi comme opération, n'avaient pu leur procurer. Les huit malades qui forment notre seconde série, celle des ulcères variqueux, achèvent de prouver la bénignité de nos moyens, en même temps qu'ils attestent leur efficacité, puisque nos aiguilles, placées simultanément sur plusieurs veines à la fois, n'ont pas amené plus d'accidents que lorsqu'on en posait successivement un nombre égal sur un même sujet, et n'ont fait que procurer une guérison plus rapide. A ce nombre de vingt-deux malades, nous pouvons en ajouter un vingt-troisième que je viens d'opérer récemment à deux reprises différentes. Je dois même faire remarquer ici la cause de l'insuccès de la première opération, que je ne saurais rapporter qu'à l'enlèvement trop prompt des aiguilles, au troisième jour, lorsque la tumeur celluleuse commençait à peine à se former autour d'elles. Enfin, nous joindrons à ces observations les quatre épreuves tentées sur des individus affectés d'ulcères non variqueux. Tous ces faits nous donnent un chiffre déjà assez notable de malades, mais surtout un chiffre plus fort encore d'opérations, parmi lesquelles on n'en pourrait soupçonner qu'une seule d'avoir été la cause d'accidents qui n'eurent cependant aucune gravité. Nous sommes donc autorisés à croire que d'aussi constants succès ne tiennent pas seulement à un concours fortuit d'heureuses circonstances, et que l'innocuité, et tout-à-la-fois l'efficacité du mode opératoire en est la principale cause. Nous ne nous laisserons pas toutefois éblouir par des résultats jusqu'ici pour ainsi dire d'une trop satisfaisante uniformité; et bien que nous soyons portés par ces résultats à prendre confiance dans notre procédé, nous ne nous dissimulons pas que nous agissons sur des organes susceptibles de contracter l'inflammation sous l'influence d'irritations très légères, et ce qui est plus fâcheux encore, sur des organes dans lesquels l'inflammation une fois née peut prendre les plus grands et les plus funestes développements. Aussi nous attendons-nous à voir cette succession jusqu'ici non interrompue d'heureuses tentatives, troublée par quelques revers; et si nous avons lieu d'être étonnés, c'est qu'il ne nous en soit pas arrivé jusqu'à ce jour. Mais quels seront ces revers, quel en sera la gravité, la fréquence? La facilité que nous avons d'enlever les moyens irritants et compressifs, et de rétablir pour ainsi dire les parties dans leur premier état, ne nous fournira-t-elle pas ceux d'en arrêter le développement? C'est là où gît toute la question, qui ne peut, certes, être résolue définitivement que par une plus longue expérience, mais pour la solution de laquelle nous venons de fournir des matériaux qui déposent déjà bien haut en faveur de la méthode que nous avons mise en pratique.

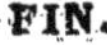

FIN.

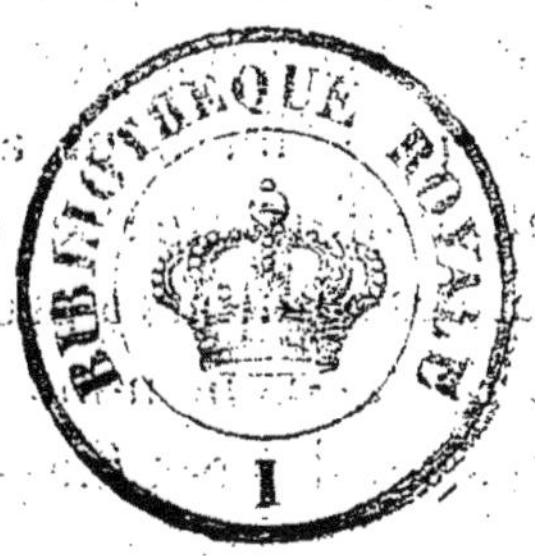

TABLE DES MATIÈRES.

PREMIÈRE PARTIE.

DEUXIÈME PARTIE.

TROISIÈME PARTIE.

FIN DE LA TABLE.

Imprimerie d'HIPPOLYTE TILLIARD, rue Saint-Hyacinthe-Saint-Michel, n° 30.